CONTRIBUTION A L'ÉTUDE DU DIAGNOSTIC DIFFÉRENTIEL

DES

# GOMMES SCROFULO-TUBERCULEUSES

ET DES

# GOMMES SYPHILITIQUES SOUS-CUTANÉES

PAR

Pierre J. STOJENESCO

Docteur en Médecine de la Faculté de Paris

PARIS

G. STEINHEIL, ÉDITEUR

2, RUE CASIMIR-DELAVIGNE, 2

1887

CONTRIBUTION A L'ÉTUDE DU DIAGNOSTIC DIFFÉRENTIEL

DES

# GOMMES SCROFULO-TUBERCULEUSES

ET DES

# GOMMES SYPHILITIQUES SOUS-CUTANÉES

IMPRIMERIE LEMALE ET Cie, HAVRE

CONTRIBUTION A L'ÉTUDE DU DIAGNOSTIC DIFFÉRENTIEL

DES

# GOMMES SCROFULO-TUBERCULEUSES

ET DES

# GOMMES SYPHILITIQUES SOUS-CUTANÉES



PAR

Pierre J. STOJENESCO

Docteur en Médecine de la Faculté de Paris

PARIS

G. STEINHEIL, ÉDITEUR

2, RUE CASIMIR-DELAVIGNE, 2

1887

A MON PÈRE

A MA MÈRE

A MES FRÈRES ET SŒURS

A MES BEAUX-FRÈRES

A MA FAMILLE

A MES AMIS

A SON ALTESSE

LE PRINCE DÉMÉTRE GHICKA

Président du Sénat
Président de l'Ephorie des Hôpitaux civils de Bucharest, etc., etc.

Hommage respectueux et reconnaissant.

A MM. GRÉGOIRE, C. CANTACUZÈNE

ET

LE DOCTEUR ANDROCLÈS FOTINO

Ephores des Hôpitaux civils de Bucharest

A M. LE DOCTEUR GRÉGOIRE RIMNICEANO

Médecin en chef à l'Hôpital des Enfants à Bucharest

Mon premier Maître en Médecine

A M. LE DOCTEUR PAUL SPILLMANN

Professeur de clinique médicale à l'Hôpital civil de Nancy

Hommage de son élève dévoué

A MON PRÉSIDENT DE THÈSE

M. LE PROFESSEUR FOURNIER

Membre de l'Académie de Médecine

CONTRIBUTION A L'ÉTUDE DU DIAGNOSTIC DIFFÉRENTIEL

DES

# GOMMES SCROFULO-TUBERCULEUSES

ET DES

# GOMMES SYPHILITIQUES SOUS-CUTANÉES

## AVANT-PROPOS

Depuis peu d'années seulement les productions gommeuses ont été nettement isolées comme groupe anatomique et comme entité clinique.

Leur origine ne reconnaît que deux sources : la scrofulo-tuberculose et la syphilis ; il semblerait donc que la science eût dû rapidement établir ce qui appartient à l'une ou à l'autre, déterminer d'une façon précise les caractéristiques anatomiques en même temps que les aspects cliniques de ces différentes sortes de gommes et arriver de la sorte à une distinction sûre et parfaite.

Il n'en est rien. La question reste encore obscure dans bien des parties.

Quoi qu'il en soit, des travaux considérables ont tenté dans ces dernières années d'élucider cette double question. Ils ont embrassé, d'un côté, les données que pouvaient fournir le microscope et la bactériologie pour arriver à déterminer les caractères anatomiques fondamentaux des gommes syphilitiques et des gommes scrofulo-tuberculeuses ; de l'autre, tout ce que l'expérience et l'étude attentive de chaque jour étaient capables de grouper pour établir d'une façon certaine le diagnostic différentiel de ces deux ordres de productions.

Ces travaux ont-ils définitivement résolu le problème. C'est ce que notre maître, M. le professeur Fournier nous a conseillé d'étudier, c'est dans ce but que le présent travail a été conçu.

Avant de débuter nous sommes heureux de saisir l'occasion qui nous est publiquement offerte de remplir un double devoir. A la fois étranger et élève, nous avons été accueilli de telle sorte par des hôtes et des maîtres que leur souvenir sera toujours pour nous un sujet de vive reconnaissance.

C'est surtout à l'enseignement de M. Spillmann professeur à la Faculté de Nancy, dont nous avons eu l'honneur d'être l'interne pendant une année, et aux savantes leçons de M. le professeur Fournier que nous sommes redevable de ce que nous savons.

Nous sommes donc heureux de pouvoir les remercier ici. Que M. le professeur Fournier veuille bien de plus accepter l'assurance de nos reconnaissants hommages pour l'honneur qu'il nous a fait en présidant notre thèse.

Ses élèves se sont mis si obligeamment à notre disposition pour les renseignements dont nous pouvions avoir besoin que nous considérerions comme de l'ingratitude de ne pas remercier également et publiquement, M. Darier, chef du laboratoire d'anatomie pathologique, M. Morel-Lavallée, chef de clinique et M. Vaquez, interne de son service.

---

# HISTORIQUE

Nous rappellerons brièvement ici les auteurs qui se sont consacrés à l'étude des gommes syphilitiques ou des gommes scrofulo-tuberculeuses prises en particulier, nous proposant d'insister spécialement sur ceux que la question de diagnostic a surtout occupés.

Nous l'avons dit dans notre avant-propos; l'emploi du mot gomme pour caractériser les productions morbides qui doivent faire le sujet de notre travail, est de date relativement récente. Ce n'est pas à dire pour cela que la création du mot en lui-même ne remonte pas à de longues années, mais l'appellation : gomme, tout d'abord terme banal mal défini, devait disparaître rapidement, peu après sa création, se retrouver de loin en loin avec des significations différentes, et ce n'est que tout près de nous qu'on le voit reparaître avec sa détermination précise.

Il y aurait donc lieu, dans l'espèce, d'établir trois périodes dans ce court aperçu historique.

Dans la première période, de découverte pour ainsi dire, on voit les auteurs donner la désignation de gummi ou gummæ, gummata ou gummatæ, gummositates (Lat.) à certaines éruptions du mal français. Comme l'a bien établi M. le Dr Besnier, cette désignation était déjà antérieure à Fracastor puisqu'on la retrouve dans Jean de

Almenar (1512) et probablement encore avant lui. Quoi qu'il en soit on retrouve ce terme dans Fracastor et surtout dans Nicolas Massa (1532). Comme nous l'avons dit ces « gummi » étaient considérés comme des conséquences du mal français. De la dualité des gommes il n'en est naturellement pas question.

La seconde période, qui s'étend de Nicolas Massa jusqu'à nos jours, est essentiellement une période de confusion.

« C'est aux époques ultérieures que la confusion de « choses et de mots se présentera vraiment manifeste et « que le lecteur ne devra jamais accepter la valeur du « mot gomme employé sans qualificatif, que sous béné- « fice d'inventaire ; tandis que d'autres expressions telles « que nodus, tophus, loupes, stéatomes, meliceris, pour « être exactement interprétées, doivent être souvent rap- « portées aux gommes en général et particulièrement aux « gommes syphilitiques (E. Besnier).

En effet on voit J.-L. Petit décrire toutes les espèces de gommes sans leur donner l'appellation jusque-là à peu près en usage ; Astruc, Van Swieten, Fallope augmentent la confusion. Hunter, Swiedaur ne voient pas plus clairement, et les termes de tophus, nodus, gummi reparaissent chez eux avec des significations peu précises, embarrassées, parfois identiques, d'autres fois complètement différentes.

La confusion atteint son apogée avec Cullerier (1817) et Lagneau (1826). Pour ces auteurs, les « gommes « sont des abcès dans lesquels les caractères inflamma- « toires sont peu marqués parce qu'ils ont lieu dans des

« parties dont les propriétés vitales sont peu actives » (Cullerier). L'un et l'autre s'accordent d'ailleurs à repousser cette appellation. Plus tard encore l'observation devenant plus exacte, on va décrire les productions morbides qui nous occupent mais sans leur donner le terme propre de gommes (Ricord, Cazenave).

Ce terme, rétabli dans son sens primitif, ne se retrouve qu'en 1871. Les Archives générales de médecines publient en effet dans cette année un mémoire de M. Verneuil sur les tumeurs gommeuses de la région inguinale.

Mais si la détermination exacte était lente à établir, depuis quelque temps déjà l'étude des gommes s'était enrichie de données anatomiques et cliniques plus exactes et plus certaines.

Dans cette troisième période, qu'on pourrait appeler la période vraiment scientifique on voit briller des noms illustres.

Parmi les auteurs qui se sont surtout occupés de la constitution anatomique et des recherches bactériologiques, nous devons signaler;

1° Pour l'anatomie :

Von Bœrensprung (1) puis le professeur Robin (2) qui ont fait les premiers des examens histologiques des gommes syphilitiques; à la suite, Sigmund, Wagner, Billroth, Rindfleisch, Kapozi, Auspitz, Neumann, Wirchow, en Allemagne et en Autriche, ont multiplié les examens et déterminé l'état des lésions. En France, après les traités de Cornil, de Lancereaux, de Fournier,

(1) Von Bœrensprung. Deutche Klinik, 1858.
(2) Robin. Thèse de Van Ordt, 1859.

il nous faut rappeler le travail de Chambard (1), travail fort important et qui donne une idée exacte des connaissances microscopiques concernant le sujet. A la suite, MM. Malassez, Hutinel, Brissaud et, en dernier lieu, M. Balzer dont le travail se trouve analysé dans la thèse du Dr Basset (2), ont entièrement décrit la nature des lésions tertiaires de la syphilis.

La scrofulo-tuberculose avait également attiré l'attention de nombreux anatomistes, et le nombre des travaux publiés à ce sujet est vraiment fort grand. Mais parmi ceux que l'étude des gommes a surtout occupés, nous retrouvons Lebert, Wirchow, Kapozi, Neumann, en Allemagne et en Autriche; Lancereaux, Cornil, en France.

Dans ces dernières années, MM. Chambard, Brissaud et Josias, Balzer se sont particulièrement occupés de cette question.

2° Pour la bactériologie :

Dans cet ordre de travaux et bien que la science soit à ce sujet encore toute récente, les noms à citer sont déjà nombreux. Sans remonter à l'origine même, nous dirons qu'après la découverte du bacille de Koch, Demme, Koch, Schuchardt et Krause, Bouilly et Debove, Pellizari se sont occupés de la recherche des bacilles dans les gommes scrofulo-tuberculeuses.

En 1885, M. Letulle a publié de nouvelles observations sur ce sujet et enfin nous devons à l'extrême obligeance de M. le Dr Darier, chef de laboratoire des mala-

(1) CHAMBARD. *Des gommes de la peau.* Soc. anat., 1878.
(2) BASSET. *Gommes syphilitiques sous-cutanées*, 1884.

dies syphilitiques et cutanées la bonne fortune d'un examen nouveau et concluant.

Les inoculations faites avec des produits de gommes tuberculeuses ont donné des résultats précis entre les mains de Kiener et Poulet, Colas, Cohnheim, Grancher, H. Martin, Koch, Letulle, etc. etc. Nous indiquerons plus loin les conclusions de ces auteurs et l'importance de leurs recherches au point de vue de la question spéciale qui nous occupe.

Pour ce qui est de la syphilis, nous verrons que la question reste controversée.

Malgré les travaux de Klebs, Aufrecht, Bergmann, Obrazzow, Martineau, Lustgarten, Birsch-Hirschfeld, Alvarez et Tavel, etc, la syphilis reste probablement encore fille de père inconnu. Les inoculations ont donné encore moins de résultats, et la transmission de la syphilis aux animaux tentée par de nombreux auteurs, n'est pas encore résolue, malgré les travaux de M. Martineau. Où donc trouver les éléments de diagnostic différentiel ? Dans la clinique et l'observation quotidienne des faits? Nous avons là aussi des travaux de la plus grande valeur, il est en effet superflu de rappeler les travaux de MM. Ricord, Diday, Besnier, Fournier, etc. et cependant après Bazin, Hardy, ces auteurs s'accordent à reconnaître la difficulté du diagnostic objectif.

Quoi qu'il en soit, des efforts combinés de l'anatomie et de la clinique il ressort des conclusions importantes qui aujourd'hui déjà facilitent singulièrement le diagnostic et qui plus tard, prochainement peut-être, le rendront bien plus aisément praticable.

## ÉLÉMENTS DE DIAGNOSTIC FOURNIS PAR L'ANATOMIE PATHOLOGIQUE ET LA BACTÉRIOLOGIE

Cette étude devra nécessairement comprendre deux parties : en effet, à côté de l'anatomie pathologique proprement dite, la bactériologie peut, à l'heure qu'il est, fournir souvent des renseignements précieux pour la détermination de la nature des tumeurs gommeuses.

### Eléments fournis par l'anatomie pathologique.

*L'anatomie macroscopique* ne nous fournira certes pas de grands renseignements : en effet la description que l'on pourrait donner des tumeurs gommeuses de nature scrofulo-tuberculeuse ne différerait pas essentiellement de celle que fourniraient les tumeurs gommeuses de nature syphilitique.

Et d'abord la définition de la gomme en elle-même serait, dans les deux cas, tout à fait identique; dans les deux cas, en effet, les tumeurs gommeuses sont des tumeurs de l'hypoderme qui, petites et dures au début, augmentent de volume, se ramollissent, se nécrosent et s'éliminent, ou se résorbent et disparaissent avant d'avoir subi la mortification. Il y a donc dans ce processus, trois périodes à établir et celles-ci correspondent à des caractères cliniques que nous étudierons plus loin. La période de crudité, la période de ramollissement, la période d'expulsion et de réparation ; et dans cette dernière période ce n'est plus à la gomme que l'on a affaire en propre terme, mais bien à l'ulcère gommeux. Quoi qu'il en soit, que trouvons-nous, au point de vue macroscopique, dans la gomme à ses différents âges?

La *gomme jeune* est dure, élastique; la coupe faite dans ce tissu aura une consistance un peu indurée, analogue à celle du tissu hépatique. A peine le raclage fera-t-il sourdre quelques gouttes de liquide de ce tissu presque sec. Comme coloration, nous aurons un aspect gris, rosé, plus ou moins transparent, légèrement strié, plus rouge à la périphérie.

Si la gomme est plus âgée dans son évolution, si elle est en un mot adulte ou en voie de ramollissement, nous nous trouverons en présence d'une masse ordinairement plus abondante, de coloration déjà plus pâle à la périphérie, quoique encore ferme; le tissu est blanc ou jaunâtre au centre avec un noyau ramolli presque caséeux, séparé plus ou moins nettement des parties voisines. Nous voyons déjà que cette portion mortifiée, représente exactement une eschare ou un tissu de sphacèle dont l'élimination devient dès lors presque fatale. Nous voyons de plus que lorsque l'élimination se fera, lorsque l'ulcère gommeux sera produit, celui-ci n'intéressera que des produits pathologiques et n'empiètera nullement sur des tissus sains.

En donnant cette description macroscopique nous avons évité de spécifier la nature des gommes que nous prenions pour types. C'est qu'en effet, scrofulo-tuberculose et syphilis sont capables du même processus. En résumé donc, aucun élément de diagnostic ne peut être retiré de l'étude macroscopique des tumeurs gommeuses. Cherchons donc plus avant.

*L'anatomie microscopique*, bien que n'ayant pas dit encore son dernier mot, est arrivée certainement à une précision telle dans l'étude des gommes, que bien peu de progrès lui restent à accomplir. Cornil et Ranvier donnent une description complète des lésions jusqu'ici constatées, mais c'est surtout dans les travaux plus récents de Brissaud et Josias (1879), de Balzer (1884), que nous trouvons les renseignements les plus détaillés.

Pour ce qui est des gommes scrofulo-tuberculeuses les examens donnent les résultats suivants :

Une gomme adulte, soit dermique comme celles étudiées par Balzer, soit hypodermique comme celles que Brissaud a surtout eu en vue, examinée au début de la caséification centrale; offre une prolifération embryonnaire nettement appréciable surtout à la périphérie, mais prolifération déjà spéciale, car à son début encore elle offrira déjà les attributs caractéristiques des tissus tuberculeux. C'est ce que les deux observateurs que nous avons cités ont surtout mis en relief:

« Le foyer caséeux était environné d'une zone inflam-
« matoire très manifeste, se traduisant par une condensa-
« tion épaisse d'éléments embryonnaires envoyant des

« traînées plus ou moins nombreuses dans les interstices « du tissu conjonctif avoisinant. Au sein de ces masses « nucléaires les vaisseaux sanguins étaient oblitérés et « on y pouvait reconnaître la présence de nombreuses « cellules géantes dispersées au milieu de petits amas de « cellules épithélioïdes » (Brissaud). Au point de vue du développement, ce même auteur a vu « dans le tissu « conjonctif sous-jacent au derme, les traînées embryon- « naires aboutissant par places à des centres de formation « tuberculeuse, nettement déterminés par la présence de « quelques tubercules essentiels ».

Enfin, pour ce qui est de l'origine, difficulté habituelle de la spécifier; souvent elle siégera autour d'un centre vasculaire quelconque; mais nous savons que ces follicules tuberculeux peuvent aussi apparaître au niveau d'une glande sébacée, d'un follicule sudoripare, etc., comme toute néoplasie d'ailleurs.

Quoi qu'il en soit : apparition du follicule spécifique déterminant la prolifération embryonnaire, pas de tendance à l'encapsulement des lésions primitives, oblitération rapide des vaisseaux et présence plus ou moins constante de cellules géantes, souvent en nombre assez considérable, voilà les caractères anatomiques qu'il nous faut retenir.

Nous ne nous arrêterons d'ailleurs pas plus longtemps à la démonstration de la nature tuberculeuse des gommes scrofuleuses. Celle-ci a été suffisamment établie par les auteurs que nous avons cités et comme dit M. Besnier :

« Quand la spécificité clinique existe avec la spécificité « histologique, on ne sait en vérité sur quoi se baserait « une opinion opposante. »

Comparativement à cela, voyons quels sont, en résumé, les résultats des recherches faites par M. Balzer, dans le laboratoire de M. le professeur Fournier, sur les gommes syphilitiques.

Prenant la *gomme jeune*, mais déjà constituée, nous voyons qu'elle est formée de deux parties, une partie périphérique, active et vivante, une centrale déjà en voie de mortification.

La partie périphérique apparaît sous forme d'une zone de tissu embryonnaire. On y constate la présence de cellules rondes à noyau volumineux, que le carmin colore vivement. Des fibres conjonctives se mêlent à ces cellules, en plus ou moins grand nombre, constituant avec elles un véritable tissu fibreux. Autour du foyer central ce tissu fibreux apparaît parfois sous forme de bordure claire. Ainsi donc, la gomme est déjá encapsulée pour ainsi dire et cela de fort bonne heure, c'est un point important dont nous pourrons tirer parti tout à l'heure.

Au dedans de cette zone de tissu fibreux, se trouve le noyau déjà en voie de désintégration. Celui-ci tranche vivement sur la zone périphérique par sa coloration lente et toujours incomplète. On y trouve des cellules que le carmin pénètre mal, et dans ces cellules se trouvent des granulations nombreuses. Parmi celles-là certaines disparaissent sous l'action de l'éther ou se colorent en noir par l'effet de l'acide osmique, ce sont des granulations graisseuses, d'autres proviennent des modifications subies par les fibres élastiques ou les globules rouges du sang. Enfin dans ce même noyau central se trouvent des corps réfringents, composés de substance colloïde.

Nous voyons que, jusqu'à présent, les cellules géantes dont on avait voulu faire une production spécifique de la tuberculose et dont on avait constaté plus tard la présence dans les produits de la tumeur d'origine syphilitique ou même farcineuse ne se rencontrent pas en assez grand nombre pour frapper tout d'abord l'attention. Dans un examen de gomme tuberculeuse il est rare de n'en pas trouver. Tous les auteurs, Chambard, Brissaud, Balzer, les ont bien fréquemment rencontrés, et pour notre part nous avons pu en voir de nombreuses dans les coupes pratiquées par M. Darier sur la malade dont nous rapportons l'observation (Obs. 1). Or il en est tout autrement dans les gommes syphilitiques ; c'est dans la zone qui sépare la partie centrale du tissu périphérique scléreux qu'on doit les rencontrer et le plus souvent on les cherche en vain. M. Chambard n'en a pas trouvé. M. Balzer, dans l'observation anatomique détaillée qu'il rapporte et après des tentatives nombreuses mais infructueuses n'a pu en rencontrer qu'une seule fois.

Mais à côté de la gomme en évolution il y a des altérations embryonnaires commençantes. Ces lésions déjà étudiées par Lebert, Wirchow, Cornil et Ranvier, etc., sont nettement exposées dans le travail de M. Balzer, et c'est encore à lui que nous aurons recours.

C'est autour des vaisseaux que nous trouverons les lésions primitives. Autour de ceux-ci, en effet, nous constaterons : à la périphérie, la présence de cellules embryonnaires, formant manchon, vivement colorées et volumineuses, parfois fusiformes et tendant à se confondre avec le tissu embryonnaire voisin : au centre des cellules plus petites et moins bien colorées (Cornil et Ranvier). La cavité du vaisseau lui-même tend à s'obstruer par la desquamation et la prolifération de son endothélium (Chambard). Mais, et ceci est également un fait important à noter, les vaisseaux restent perméables à la périphérie du nodule, au centre seulement ils sont encombrés, obstrués ; encore faut-il ajouter que cette oblitération n'est que tardivement définitive et irrémédiable. A côté de ces altérations. M. Balzer a montré les altérations des fibres élastiques qui touchent au nodule. Ces altérations peuvent présenter tous les degrés, simple fragmentation en segment ou en grains, réduction en granulations encore typiques par leurs réactions (color. par l'ac. picrique), puis bientôt en granulations banales, impossibles à reconnaître et à individualiser.

Voilà donc, à côté de la gomme type, l'élément qui lui donnera naissance, c'est le nodule périvasculaire, le *nodule gommeux* primitif (Balzer), celui que Hutinel appelle *gomme microscopique*, Brissaud *formation folliculaire* et Malassez *nodule lymphoïde* ou *nodule épithélioïde*, suivant l'aspect des cellules et la rapidité du processus.

Pour en terminer avec l'étude de ces gommes, disons qu'à la longue les cellules situées au centre, comprimées, aplaties par la prolifération périphérique, se désagrègent et meurent, en même temps que le vaisseau s'obstrue de plus en plus et s'oblitère complètement. C'est alors le processus spécial décrit par Weigert sous le nom de nécrose de coagulation.

En résumé donc, et avec M. Balzer il faut admettre que la gomme syphilitique se compose de deux parties :

1° une périphérique avec tissu de sclérose et persistance des vaisseaux, le tissu élastique commençant à se désagréger; 2° une centrale, la partie caséeuse avec tous ses éléments désagrégés, y compris les fibres élastiques et ses nombreuses granulations.

Si nous rapprochons ces conclusions de celles que nous avons rapportées après l'étude des gommes tuberculeuses, nous constaterons, de prime abord, que les différences sont minimes et que les éléments de diagnostic sont peu importants. Essayons cependant de les dégager.

Ces éléments de diagnostic sont au nombre de trois. Ils portent sur la présence et l'état des vaisseaux, l'aspect du tissu conjonctif périphérique, l'abondance des cellules géantes.

Pour ce qui est des deux premiers, voici ce que disent Cornil et Ranvier : « Il est quelquefois bien difficile « de distinguer à l'œil nu les granulations confluentes « d'avec les gommes syphilitiques quand celles-ci sont « en évolution. Cependant, sur des coupes minces, pra- « tiquées après durcissement par l'alcool ou l'acide chro- « mique, on reconnaîtra que dans les tubercules, tous les « vaisseaux sont oblitérés par une masse granuleuse, « tandis que, dans les gommes, ils sont vides et con- « tiennent des globules rouges de sang. Lorsque les « gommes sont anciennes, alors que les vaisseaux y sont « oblitérés, elles forment des masses caséeuses, lardacées, « résistantes, entourées par une couche fibreuse, épaisse, « fortement adhérente, présentant les caractères que « nous avons indiqués; au contraire, les masses caséeuses « résultant de tubercules confluents, ne présentent pas la

« même solidité, se dissocient en grumeaux, sont iso-
« lables des tissus qui les entourent et ceux-ci représen-
« tent simplement les caractères des tissus enflammés. »

Donc, dans la gomme tuberculeuse, nous serons déjà frappés par ces deux faits importants : La coagulation rapide intravasculaire, la lenteur et l'imperfection presque constante de l'encapsulement périphérique. Il est rare qu'il en soit autrement, mais dans de certains cas la gomme scrofulo-tuberculeuse tend elle aussi à s'entourer rapidement de tissu fibreux périphérique, et, notamment dans le cas examiné par M. Darier à la clinique de Saint-Louis, les éléments du centre du nodule apparaissaient déjà bordés d'une zone presque complète de cellules et de fibres du tissu conjonctif. Quoi qu'il en soit, les deux conclusions que nous avons rapportées peuvent être considérées comme l'expression la plus constante de la vérité. Elles expliquent ce que M. Brissaud a pu dire en comparant les deux lésions, à savoir que le follicule gommeux se développe au milieu d'un tissu de sclérose, tandis que le follicule tuberculeux se développe primitivement au milieu d'un tissu sain, déterminant autour de lui la sclérose et l'oblitération des vaisseaux.

Nous avons suffisamment insisté sur le troisième élément de diagnostic qu'il nous reste à signaler, à savoir la présence de la cellule géante. Nous avons montré sa rareté si grande dans les gommes syphilitiques, encore pourrions-nous ajouter que lorsqu'on rencontre la cellule géante, c'est isolée, solitaire qu'on la trouve (Chambard, Balzer). Il n'en est pas de même pour la scrofulo-tuberculose ; ici, lorsqu'on rencontre la cellule géante, c'est le plus souvent en famille. Rarement elle se trouve seule et, s'il s'en est présenté une à l'observation, il est rare de n'en point trouver d'autres sous le champ du microscope ou tout au moins dans le voisinage (1).

### Eléments fournis par la bactériologie.

Nous abordons ici un point tout à fait récent du diagnostic des gommes.

Si l'on pouvait déterminer le micro-organisme de la syphilis comme on a découvert celui de la tuberculose, si l'on pouvait facilement, avec des méthodes sûres, arriver à isoler et préparer les bactéries spécifiques de l'une et l'autre affection, le diagnostic serait singulièrement simplifié. Mais on n'en est pas encore là. Notre but sera donc de montrer en quelle mesure la bactériologie peut, à l'heure qu'il est, venir en aide au clinicien pour arriver à la détermination de la nature exacte d'une gomme.

Depuis la découverte de Koch, les travaux se sont multipliés. Ils ont porté à la fois sur les procédés de technique et sur la recherche des bacilles dans les différentes production d'origine tuberculeuse ou supposée telle. C'est ainsi que bien des affections ont été définitivement rangées dans le cadre de la tuberculose. Les anciennes lésions, dites scrofuleuses, et parmi elles les gommes, rentrent dans ce cas. Or ce qui a déterminé cette conclusion, c'est la présence, souvent et dûment constatée du bacille de Koch dans de semblables lésions.

(1) CORNIL ET RANVIER. *Manuel d'histol. pathol.*

Cette constatation, nous l'avons dit, est de date toute récente, M. Besnier n'écrivait-il pas encore en 1883 dans son article sur les gommes, que si toutes ces néoformations cutanées étaient, de par la clinique et l'anatomie pathologique, de nature tuberculeuse, cependant la présence du bacille spécifique n'était pas encore démontrée dans cet ordre de lésions. Mais bientôt après, la technique se perfectionnant, la méthode d'Ehrlich venant notamment offrir un concours précieux aux bactériologistes, la présence du bacille de Koch dans les gommes scrofulo-tuberculeuses devenait presque d'observation courante. Nous ne ferons que rappeler ici les cas publiés par Demme (1), Schuchardt et Krause (2), Koch, etc. C'est dans le pus et surtout dans le produit de grattage des gommes que ces auteurs ont découvert le bacille tuberculeux. Pellizari (3) a publié récemment un examen complet avec résultat positif et que nous allons rapporter brièvement.

Il s'agit d'une enfant de 9 ans qui présentait des affections diverses de la peau, mais toutes relevant du type scrofuleux : lichen des scrofuleux, abcès ossifluents de la main droite, nodosités gommeuses de la face. Ayant, au moyen de la curette, extirpé une de ces gommes, Pellizari fit des coupes qu'il traita, après durcissement préalable dans l'alcool absolu, par la méthode bien connue d'Ehrlich c'est-à-dire par la solution de violet de gen-

(1) Berliner Klin. Wochensch, 1883.

(2) Vorschritte der medizin, 1883.

(3) PELLIZARI. *Société des sc. méd. de Sienne,* 26 avril 1884, et in Annales de dermatologie.

tiane et l'huile d'aniline, la décoloration dans l'acide nitrique, la coloration du fond par la vésuvine, etc.

L'auteur retrouva d'abord les lésions histologiques de la scrofulo-tuberculose. Mais ajoute-t-il : « Sur plus de « soixante observations, deux seulement m'ont fourni « l'occasion de voir clairement le bacille de la tubercu- « lose; sur une préparation, je n'en trouvai qu'un seul « au milieu des amas de cellules embryonnaires, tran- « chant par sa coloration violette sur le jaune des cel- « lules embryonnaires ; dans une autre préparation, j'en « ai vu de très beaux dans l'intérieur d'une cellule « géante (Pellizari, trad. d'Arm. Siredey). Enfin l'auteur conclut que si dans son examen des conditions spéciales ont dû nuire au résultat, en tous cas, la présence du bacille tuberculeux ne peut être démontrée qu'après des recherches nombreuses et répétées.

Cornil et Babès (1) insistent également sur la difficulté de la technique pour les recherches de ce genre et la rareté des bacilles.

A côté de ce cas de Pellizari où l'examen a surtout porté sur les coupes de néoplasme tuberculeux, rappelons que le pus des abcès gommeux a été également et souvent étudié et que généralement le nombre de bacilles trouvés a été minime. Les observations de Malassez, Schlegtendal le prouvent.

M. le Dr Letulle (2) a publié quatre cas de gommes scrofulo-tuberculeuses hypodermiques ; or dans trois cas le

(1) Cornil et Babes. *Les bactéries*, 1886.
(2) Letulle. *Soc. méd. des hôp.*, 28 novembre, 1884.

pus ne contenait aucun bacille, dans le quatrième l'auteur n'a pu trouver qu'un bacille sur vingt préparations et cependant toutes les inoculations ont été positives.

Enfin, tout récemment M. Dupré, interne de M. le Dr Vidal a bien voulu nous communiquer une observation intéressante et tout à fait probante, que nous rapportons en entier à la fin de notre thèse (Obs. II). Dans ce cas la présence du bacille tuberculeux a été également constatée à plusieurs reprises dans le pus d'une gomme scrofuleuse.

Il n'y a donc plus de doute, les gommes scrofulo-tuberculeuses présentent en plus ou moins grand nombre des bacilles de Koch qu'une technique appropriée doit mettre en évidence. Ceci devient pour nous un élément de diagnostic de premier ordre. Indiquons donc rapidement les points ou l'on doit surtout chercher le micro-organisme et la meilleure méthode à suivre pour le déceler.

On peut étudier, au point de vue bactériologique, les gommes scrofulo-tuberculeuses aux différents stades de leur évolution.

*a.* — La gomme jeune encore, non ramollie, enlevée par biopsie ou bien enlevée sur le cadavre, fournira des coupes dans lesquelles on aura chance de trouver des micro-organismes, comme l'ont fait différents auteurs, Pellizari et M. le Dr Darier entre autres. Dans ces conditions les coupes ayant été faites suivant la méthode habituelle, celles-ci peuvent être traitées par le procédé d'Ehrlich; c'est la marche suivie par Pellizari dans l'observation que nous avons rapportée. Nous savons que ce procédé consiste à colorer d'abord la coupe pendant quelques secondes environ dans le picro-carmin (ou toute autre matière colorante), à la passer rapidement ensuite dans de l'alcool à 70° additionné de quelques gouttes d'acide chlorhydrique. Puis la coupe reste vingt-quatre heures dans une solution de violet d'Ehrlich, on la retire et on la décolore en la faisant séjourner pendant douze à treize secondes environ dans de l'acide nitrique au dixième. La décoloration est achevée par le séjour dans l'alcool absolu. Enfin la coupe est traitée par l'essence de girofle et on monte dans le baume. Dans ces conditions la coloration apparaîtra double, les bacilles étant colorés en violet.

On peut modifier le procédé suivant la méthode de Fraenkel et obtenir la double coloration par le séjour dans une solution d'eau d'aniline additionnée de quelques gouttes de fuchsine rubine. A la suite la lamelle sera traitée par la solution de bleu de méthylène, lavée, et montée dans le baume. De la sorte on aura également la double coloration mais les bacilles seront colorés en rouge.

Nous savons qu'il faut faire de nombreuses préparations avant de découvrir les bacilles dans les coupes ainsi observées. La seconde méthode semble donner des résultats plus certains et, pour n'en citer qu'un exemple, dans l'observation que nous rapportons, M. le Dr Darier n'a obtenu de constatation positive de la présence des bacilles que par l'emploi de ce second procédé.

Un dernier point : où pourrons-nous avoir des chances de rencontrer le bacille de Koch? Cet auteur avait constaté le premier le rapport habituel du bacille avec la cellule géante. Cornil et Babès (1) dans le mémoire présenté par eux sur la topographie des bacilles dans les tissus tuberculeux, avaient constaté leur présence dans les vaisseaux oblitérés, au centre des granulations tuberculeuses, au milieu même de la fibrine de même qu'il y en avait dans la paroi du vaisseau. Weigert (2) deux ans plus tard recherchant également la topographie des bacilles dans les tissus tuberculeux admet la relation intime avec la cellule géante. Pour cet auteur le bacille siège surtout à la périphérie du disque protoplasmique, aux limites de la zone des noyaux et dans l'intervalle des noyaux, c'est-à-dire dans les régions douées de vitalité. Nous savons qu'au contraire la plupart des auteurs et Baumgarten admettent la présence du bacille au centre de la cellule géante.

*b.* — Si l'on veut examiner une gomme en voie de ramollissement ou déjà ramollie, on pourra procéder de différentes façons, soit que l'on atteigne les parois mêmes de la gomme et que l'on tente d'y faire des coupes, ce qui donnerait les résultats les plus appréciables, soit que l'on n'expérimente que sur les pus des productions gommeuses. Dans ce dernier cas on peut tenter de colorer les lamelles par le procédé usité dans l'examen des crachats ou bien on peut également essayer de la double coloration par la méthode de Fraenkel (rubine et bleu de méthylène).

(1) CORNIL ET BABÈS. *Acad. de méd.* 24 avril et 1er mai 1883.
(2) WEIGERT. *Deutsche Mediz. Wochens.*, 1885.

Ces différents procédés employés avec persévérance révéleront la présence de micro-organismes, pour la plupart des cas du moins. Ainsi, le procédé d'Ehrlich a permis à M. Dupré, interne de M. le Dr Vidal, de reconnaître de nombreux bacilles dans le pus d'une gomme scrofulo-tuberculeuse de l'anus.

Si, malgré tout, la présence de bacilles ne pouvait être constatée et que l'on eût besoin d'un diagnostic absolument certain, la méthode des inoculations pourrait encore nous venir en aide. Pour ne citer qu'un seul des derniers observateurs nous rappellerons que M. Letulle (1), confirmant en cela les recherches expérimentales de Colas, Conheim, Kiener et Poulet, H. Martin, etc. a pu déterminer chez des cobayes une tuberculose manifeste par l'inoculation de pus provenant de gommes tuberculeuses. Et cependant dans deux des cas qu'il rapporte le pus examiné ne contenait pas de bacilles.

Nous en avons terminé avec la tuberculose. Reste la contre-partie. La syphilis présente-t-elle dans ses manifestations, et notamment dans les gommes, un micro-organisme capable d'être décelé par des méthodes bactériologiques quelconques ou bien capable d'être inoculé?

Nous n'avons pas l'intention de discuter ici la question si intéressante cependant de la syphilis bactérienne. Disons seulement que les affirmations nombreuses des observateurs au sujet des bactéries de la syphilis sont tombées à néant. Morrison (2) avait indiqué un procédé de préparation

(1) LETULLE. *Loco citato.*
(2) *Wiener Med. Wochen.*, 1883, n° 3. — Præger Med. Woch. 1883.

spécial et donné les caractères des bactéries trouvées dans les liquides du chancre et des papules secondaires. Dans un travail ultérieur il reconnaît que son micro-organisme est de nature banale. Leistikow(1) prenant comme point de départ les recherches d'Aufrecht sur les bactéries de la syphilis, n'a pas été plus heureux que Morrisson. Birsch-Herschfeld avait été plus loin.

En examinant des tumeurs gommeuses cet auteur avait constamment trouvé des micro-organismes. Les bactéries existaient surtout en grande quantité à la limite du tissu de granulation vers les parties en désagrégation granuleuse des infiltrats situés plus au centre de la gomme. Pour Birsch-Herschfeld enfin, ces micro-organismes des gommes syphilitiques étaient des cocci réunis en chapelets et certainement faciles à prendre pour des productions semblables à des bâtonnets.

Mais bientôt après, Lustgarten (2) dans ses études au laboratoire de Weigert : d'un côté, niait la réalité des cocci de Birsch-Hirschfeld, grossièrement induit en erreur par les cellules du plasma, et, d'autre part, prétendait avoir trouvé dans des scléroses initiales et dans une gomme syphilitique, des bacilles soi-disant spécifiques. Un moment on crut avoir mis la main sur l'agent infectieux de la syphilis. Les résultats obtenus par Küniger Doutrelepont et Schütz, Babès, Giacomi confirmèrent dans cette espérance. Ce n'était évidemment qu'un leurre et en fin de compte Alvarez et Tavel (3) montrèrent que

(1) *Charité Ann.* VII, 1882.
(2) *Wiener Med. Wochen.*, 22 novembre 1884.
(3) *Arch. physiol.*, 30 septembre 1885.

Lustgarten avait fait une découverte banale et sans caractère de spécificité.

Les gommes syphilitiques restent donc pour nous muettes au point de vue bactériologique. La méthode des inoculations est ici stérile. Donc de ce côté, rien de positif dans les renseignements que nous cherchions.

Après avoir, aussi exactement que possible, dressé le bilan de l'anatomie pathologique et de la bactériologie dans la question du diagnostic des gommes disons, pour nous résumer :

Dans le cas où la clinique restera dans le doute : 1) l'examen anatomo-histologique devra, si faire se peut, être entrepris. Il donnera des probabilités importantes tirées de la persistance ou de la non persistance de la perméabilité des vaisseaux, de l'encapsulement de la masse centrale par une zone périphérique conjonctive, de la présence ou de l'absence relative de cellules géantes. 2) l'examen bactériologique dira de son côté s'il se trouve ou non des bacilles de Koch dans la production gommeuse; et, en dernier ressort, l'inoculation au lapin ou au cobaye, fatalement négative s'il s'agit de syphilis, presque toujours positive s'il s'agit de tuberculose, lèvera les doutes et aidera puissamment au diagnostic.

Ces conclusions sont à l'heure actuelle celles des auteurs les plus autorisés. Baumgarten (1) entre autres les admet. La difficulté dès lors ne se rencontrerait plus que dans un cas, la scrofulo-tuberculose associée à la syphilis. Nous y reviendrons plus tard.

(1) *Arch. f. path. Anat. und phys.*, 1886.

# ÉLÉMENTS DE DIAGNOSTIC FOURNIS PAR LA CLINIQUE

Nous abordons ici la partie de notre étude la plus riche en travaux de toute nature, la plus pauvre en données vraiment positives.

En effet, après les efforts des nombreux auteurs dont nous avons rappelé les noms dans notre historique, M. le professeur Hardy (1) concluait en 1864. « Dans quelques « cas, il existe un tel mélange de caractères qu'il est « difficile, peut-être même impossible, de se prononcer ».

Vingt ans plus tard, M. Besnier, dans son article sur les gommes dit encore : « On rencontre communément « au cours de la scrofule avancée ou grave, dans ce que « nous appelons la scrofulo-tuberculose, des lésions pré- « sentant avec les gommes de la syphilis des analogies « cliniques et histologiques à ce point étroites que, dans « un grand nombre de cas, le diagnostic différentiel « direct des unes et des autres est irréalisable ».

Enfin, tout récemment, M. le professeur Fournier (2) conclut dans le même sens : « Les différents signes objec- « tifs que nous venons d'examiner (pour le diagnostic « des syphilides et des scrofulides sont excellents) et insuf-

(1) *De la scrofule et des scrofulides*, 1864.
(2) *De la syph. hérédit. tardive*, 1886, p. 345

« fisants. Et j'ajouterai que, de par expérience, ils res-
« tent insuffisants dans la plupart des cas. Que de fois
« n'avez-vous pas vu tel ou tel médecin de cet hôpital,
« rester en défaut devant des cas de ce genre, alors qu'a-
« vant tout interrogatoire, il s'efforçait d'en établir le dia-
« gnostic de visu.

On ne saurait dès lors avec tous ces maîtres s'entourer de trop de précautions pour tenter avant tout autre examen d'établir un diagnostic exact et précis.

Pour cela il faudra tour à tour demander des renseignements : 1° à l'évolution clinique et à l'aspect objectif des gommes ; 2° aux antécédents héréditaires et personnels, et aux symptômes concomitants ; 3° et, en dernier lieu, à l'épreuve thérapeutique.

### 1° — Renseignements tirés de l'évolution clinique et de l'aspect objectif des gommes.

Les gommes syphilitiques et les gommes scrofulo-tuberculeuses débutent les unes et les autres par des tumeurs sous-cutanées dures, mobiles, indolentes, qui se ramollissent par la suite, adhèrent au derme, se perforent, s'ulcèrent, donnent issue à un bourbillon et peuvent rester ulcéreuses plus ou moins longtemps.

Il y a donc plusieurs stades dans cette évolution, on les a désignés sous le nom de : période de crudité, période de ramollissement et période d'élimination et de cicatrisation. Disons de suite que c'est par cette marche spéciale, caractéristique, que l'on différencie les gommes, quelles qu'elles soient des autres tumeurs de la peau qui pourraient leur ressembler en un moment de leur évolution.

*A la période de crudité,* la différenciation des diverses gommes est pour ainsi dire objectivement impossible. Les unes et les autres se déposent à froid dans l'hypoderme, formant des tumeurs d'abord peu saillantes et que le doigt pourra seul reconnaître, beaucoup plus que l'œil.

« Elles apparaissent sous forme de nodules globuleux, « sphéroïdes ou irrégulièrement sphéroïdes, dit M. le « professeur Fournier, de volume variable suivant l'âge « et le degré de développement, mais comparable en « moyenne, dans sa période adulte à une grosse tête « d'épingle, à un petit pois, voire à une groseille ou un « noyau de cerise. »

Disons que ces gommes jeunes se déposent sans ordre préalable, parfois simultanément en différents points du corps et que c'est seulement un examen attentif qui décelera leur présence, le malade n'étant nullement incommodé et n'attirant pas de lui-même l'attention sur ces productions qui ne le gênent en aucune façon.

Parfois l'on verra ces gommes survenir en des points antérieurement lésés. A cela rien d'étonnant, nous connaissons en effet l'influence du traumatisme comme cause d'appel des manifestations locales de maladies antérieures. Pour la syphilis notamment le fait est probant et la clinique de l'hôpital Saint-Louis est riche en faits de ce genre. Nous ne rapportons pas ici d'observation de ce genre, M. Morel-Lavallée, chef de clinique et M. Vaquez, interne du service devant en faire l'objet d'une publication spéciale.

Quoi qu'il en soit, ces tumeurs déposées dans les téguments pourront rétrocéder entièrement sans laisser aucune trace ou bien en amenant après elles une légère dépression du derme, laquelle disparaîtra par la suite. C'est pour cela qu'il faut se garder d'intervenir d'une façon hâtive pour l'ouverture de ces gommes. Les gommes syphilitiques notamment, et c'est là un point de diagnostic important, même déjà volumineuses et quasi-fluctuantes peuvent encore se résorber. La persistance tardive de la perméabilité des vaisseaux dans ces sortes de productions, fait que nous avons signalé, explique cette évolution.

Nous ajouterons même que pour certains auteurs, notamment pour M. Mauriac qui a fait de la question une étude approfondie, on pourrait constater à une époque assez rapprochée du début de la syphilis, à la période secondaire en un mot, des nodosités pseudo-rhumatismales avec ou sans érythème noueux. Celles-ci surviendraient plus ou moins hâtivement avec ou sans accidents concomitants et sont comparées par M. Mauriac à des gommes précoces guérissant spontanément et sont appelées par lui : érythème noueux syphilitique. Leur évolution est celle des gommes, avec cette différence que les productions dont nous parlons ne passent jamais à la période d'ulcération.

Revenons aux gommes vraies de la syphilis. Celles-ci avons-nous dit quoique tout près de la période de suppuration peuvent rétrocéder encore, ou bien alors définitivement passent dans le stade de ramollissement.

*A la période de ramollissement* la difficulté reste encore entière. Un fait ressort déjà cependant. Les gommes syphilitiques atteignent moins rapidement que les gommes scrofulo-tuberculeuses le stade de ramollissement.

Cornil (1) dit en effet que les gommes syphilitiques se distinguent des *abcès froids scrofuleux* en ce que ces derniers sont plus rapidement fluctuants. Lancereaux (2) avait déjà fait la même remarque.

Ce fait à vrai dire est souvent contestable, M. Besnier le remarque avec raison et d'ailleurs est-il souvent donné d'assister à l'évolution d'une gomme à ses débuts?

Quoi qu'il en soit, au moment où la gomme va se ramollir, au moment où sa consistance centrale diminue, elle contracte des adhérences avec le derme; l'épiderme aminci se crevasse, devient squameux, la peau prend un aspect rouge livide et on peut voir quelques varicosités se développer à sa surface.

Alors aussi la peau va devenir douloureuse et à partir de ce moment si l'on voit sous l'influence du traitement spécifique la gomme rétrocéder, le diagnostic pourra presque s'affirmer : c'est qu'il s'agissait d'une gomme syphilitique. En effet il est absolument exceptionnel de voir les gommes scrofulo-tuberculeuses se résorber à cette époque de leur évolution (Besnier).

(1) *Leçons sur la syphilis.*
(2) *Traité de la syphilis.*

*Période d'élimination et de cicatrisation.* — Un point d'escharification s'est produit au centre de la gomme, ce point s'agrandit bientôt et dès lors nous assistons à l'évolution de l'ulcère gommeux.

A ce moment, dans les cas types, le diagnostic clinique pourra devenir chose relativement aisée : Celui-ci a été tracé de main de maître et en quelques lignes par M. le professeur Hardy :

« Les ulcérations syphilitiques ont une forme plus « arrondie, plus régulière; les bords sont taillés à « pic et non décollés; le fond présente une pseudo-« membrane épaisse, grisâtre ; les croûtes sont plus « plastiques ; elles s'accumulent et présentent l'aspect de « certains coquillages; enfin leur coloration est d'un vert « foncé, d'un vert noir et jamais elles ne sont blanches « ou noires. En opposition à ces caractères des éruptions « syphilitiques, nous rappellerons que les scrofulides ont « des bords décollés, irréguliers, que les chairs sont fon-« gueuses, blafardes, que les croûtes noires ou blanches « sont moins dures. »

A ces signes et avec sa précision clinique habituelle, M. le professeur Fournier en a ajouté d'autres importants. Tous les signes de quelque valeur sont par lui rangés sous cinq chefs.

1) *Coloration de l'aréole.* — L'aréole des scrofulides est rouge clair ou rouge bleuâtre. Cette teinte bleuâtre, notre maître lui attache un grand intérêt dans l'examen objectif des lésions de la scrofulo-tuberculose. Au contraire l'aréole des syphilides présente la

coloration habituelle rouge sombre, dite *maigre de jambon*.

2) *Constitution et aspect des croûtes*. — Les syphilides gommeuses ont des croûtes plus homogènes et plus compactes, plus stratifiées, plus foncées, que celles des scrofulides.

3) *Etat des bords*. — Ceux-ci sont accentués et bien apparents, durs et infiltrés, nettement entaillés et à pic, adhérents dans la syphilis, moins accentués et plats, mous et flasques, amincis et mousses, décollés, parfois flottants dans la scrofule.

4) *Etat du fond*. — Il est creux, anfractueux, bourbillonneux dans la syphilis. C'est là un caractère extrêmement important. On voit en effet au fond des gommes syphilitiques un enduit jaunâtre, adhérent, constituant la partie centrale désagrégée, qui forme le bourbillon en voie d'élimination.

A côté de cela les gommes scrofuleuses ont plus de tendance à la prolifération, le fond est moins excavé, il a une couleur rosée (*de bourgeons charnus à teinte d'un rouge louable*) (FOURNIER).

Enfin et en dernier lieu : 5) l'*orbicularité de la lésion*, cette tendance à « faire rond » qu'a la syphilis sont des faits importants à noter.

Dans les observations que nous publions à la fin de notre thèse nous retrouverons souvent énoncées ces constatations cliniques qui ont servi dans de nombreux cas à faire le diagnostic, malgré les dénégations du malade, en un mot dans les cas de syphilis ignorée (voir Obs. VII, IX et XI.

Voilà pour les cas types. Mais souvent la réalité clinique est loin de la théorie. Et cela pour deux raisons. Parfois parce que par l'ancienneté de la lésion, par l'absence de soins ou toute autre cause, le cachet objectif se modifie et les caractères se compliquent ou bien parce que la lésion évolue sur un sujet tributaire des deux affections. Examinons ces deux cas.

Pour le premier, c'est-à-dire le cas où les caractères objectifs ne répondent pas avec la netteté ordinaire à la description classique, c'est seulement la période d'ulcération qui nous arrêtera quelques instants. Nous avons vu en effet que dans les deux premières périodes les symptômes étaient de tous points semblables, que seule l'évolution clinique différait habituellement.

La lecture de nos observations (Obs. VII et XI) montrera qu'il est fréquent de voir les gommes syphilitiques présenter de légers décollements sur leurs bords, contrairement à la règle établie, et que parfois, le bourbillon étant éliminé, le fond apparaît bourgeonnant et rosé. Dans ces conditions si l'on n'a pas assisté à l'ouverture de la gomme il est possible de faire erreur dans l'établissement du diagnostic. Ajoutons de plus qu'il est assez fréquent, dans les cas où quelques décollements superficiels existent, de voir les bords ne plus présenter l'aréole cuivrée mais prendre la nuance bleutée des gommes scrofuleuses. C'est dans ces cas que la difficulté est grande : en effet la plupart des caractères symptomatiques font défaut : fond non bourbillonneux, bords moins adhérents, sans aréole cuivrée. Il ne nous reste dès lors que deux symptômes : l'orbicularité de la lésion, les bords à pic. Eh bien, ces deux signes sont des plus importants et pour aider au diagnostic point n'est besoin de les rencontrer sur toute la lésion. En effet, retrouve-t-on, en une partie quelconque de l'ulcération gommeuse, cette tendance à présenter des contours circulaires avec des bords à pic, l'erreur deviendra moins probable.

Parfois tous les caractères objectifs se combattent et l'on ne retrouve en aucun point de la lésion l'aspect typique de l'une ou l'autre gomme, alors l'erreur est presque inévitable, et c'est alors aussi qu'il faut s'en remettre au jugement thérapeutique si surtout le contrôle anatomique n'a pu être fait ou n'a pas donné de résultat précis.

Ce que nous venons de dire pour les gommes syphilitiques pourrait être répété pour les gommes scrofulo-tuberculeuses. Ici de même, coïncidence possible de symptômes contradictoires : fond légèrement bourbillonneux, surtout si des caustiques ont été appliqués sur la plaie, bords presque à pic ou du moins en gradins nettement entaillés, etc. Dans ces conditions, même difficulté de diagnostic à moins d'avoir affaire à ces cas complexes que M. le professeur Fournier désigne sous le nom de cas mixtes ou métis, et sur lesquels M. le professeur Verneuil (1) a aussi appelé l'attention.

(1) RAMONAT. *La syphillis chez les scrofuleux*, p. 83.
VERNEUIL. *De l'influence de la diathèse tuberculeuse, goutteuse ou autre sur la syphilis*. Congr. int. Londres, 1885.

Trousseau et Pidoux avaient déjà remarqué le triste effet de la coïncidence des deux affections : « Lors-« que la syphilis, nous disent-ils, atteint un individu « en état de santé apparente, les tendances pathologi-« ques de l'organisme atteint se montrent en général en « donnant à la syphilis un aspect et une marche spéciale. « C'est pour cette raison que l'on voit les scrofuleux « avoir plus souvent que les autres des syphilides ulcé-« reuses et suppuratives ».

Les gommes ont surtout une forme et une allure particulières « Les gommes de la syphilis, dit M. Desprez, « modifiées par la scrofule, ont aussi un caractère spé-« cial. Elles ont un volume relativement énorme et leur « contenu est formé par un bourbillon de tissu conjonc-« tif imprégné d'une substance caséeuse, etc.

Enfin, M. le professeur Fournier étudiant après Ricord ces *scrofulates de vérole* et montrant la coïncidence des symptômes opposés, les caractères douteux qui font hésiter le diagnostic, termine en disant : « Ce sont là, du « moins à un point de vue purement objectif, des pro-« duits mixtes des deux diathèses, des produits métis « qui participent et de la syphilis comme cause première « et de la scrofule comme réaction de terrain sur lequel « ils ont germé. Ce sont, en un mot, de véritables scro-« fulo-syphilides : et la preuve, c'est qu'on ne guérit « bien de tels accidents que par l'association du traite-« ment anti-strumeux à la médication mercurielle ».

Voyez le cas si typique rapporté à la fin de notre thèse (Obs. III) ; ici, dans cette observation de famille, la mère était strumeuse, le père syphilitique, les enfants, héréditairement syphilitiques et scrofulo-tuberculeux présentaient des lésions gommeuses dont l'épreuve thérapeutique seule put établir la nature.

Voyez également l'observation de la thèse de Ramonat, que nous résumons à la fin de notre travail.

Avant de quitter cette étude des caractères objectifs signalons la possibilité qu'il y a souvent de faire le diagnostic rétrospectivement.

Dans la syphilis en effet la cicatrice est dans la plupart des cas assez caractéristique. Elle reproduit la forme, la dimension de l'ulcère qui lui a donné naissance, elle est parfaitement circulaire, blanche, lisse, un peu gaufrée, entourée d'un liséré pigmenté surtout aux membres inférieurs (Basset).

De plus, comme le fait remarquer M. le professeur Fournier ces cicatrices de gommes syphilitiques présentent souvent des caractères, incertains pour chacun en particulier, mais qui, réunis, affirment souvent le diagnostic rétrospectif, surtout dans les cas de syphilis héréditaire. Ces caractères sont : la grandeur et la multiplicité des cicatrices, leur configuration arrondie ou à contour polycyclique, leur siège (commissures des lèvres, nez, région lombo-fessière, crurale postérieure, voile du palais et gorge).

Les cicatrices scrofuleuses sont le plus souvent moins arrondies, plus irrégulières de contour, leur coloration d'abord violacée s'efface peu à peu au fur et à mesure que s'établit la tache gaufrée, blanche, indélébile. Souvent quelques-unes de ces cicatrices seront plus profondes, déprimées, réticulées, témoignages d'anciennes adénites tuberculeuses, siégeant surtout à la région cervicale, et qui assureront le diagnostic.

### 2°. — Renseignements tirés des antécédents héréditaires et personnels et symptômes concomitants.

Ce chapitre comporte l'interrogatoire complet du malade ; cet interrogatoire peut être dans certain cas inutile.

Il arrive en effet souvent que la syphilis se dénonce d'elle-même et dans ces conditions le diagnostic ne doit pas se laisser ébranler par les dénégations du malade. La syphilis ignorée est chose fréquente, nous en relatons ici quelques observations, il nous aurait été facile d'en trouver un nombre bien plus considérable. Dans ces cas-là le malade aura encore contre lui une charge accablante, c'est l'épreuve thérapeutique. Quand on voit une ou plusieurs gommes survenir spontanément, sans cause connue et avec les symptômes classiques, typiques des gommes syphilitiques sur un individu de santé à peu près parfaite jusque-là, quand surtout on voit de telles lésions parfois menaçantes disparaître rapidement sous l'effet d'un traitement approprié, faut-il hésiter à proclamer la syphilis ? Non. Car on doit se rappeler que l'accident primitif passe souvent inaperçu, surtout chez la femme, que la roséole et les syphilides muqueuses peuvent ne pas attirer l'attention et que même parfois des lésions qui laisseront des cicatrices après elles seront, ou ignorées du malade ou bien attribuées par lui à des causes banales.

A côté de ces cas, malheureusement trop rares, où la lésion crie pour ainsi dire la maladie, il en est d'autres où les renseignements les plus détaillés ne seront pas superflus.

Interrogatoire du malade d'abord. A-t-il eu ou non la syphilis? et encore faut-il faire spécifier la nature exacte des lésions, les traitements suivis. Cet interrogatoire portant sur la santé antérieure devra s'accompagner de l'examen du malade nu, à l'effet de déceler, si possible, sur le corps des traces de l'affection antérieure. Concurremment il faudra rechercher les stigmates de la scrofule, les cicatrices ganglionnaires, les lésions de l'oreille, de l'œil, du fond de la gorge, etc.

Si l'on a affaire à un sujet n'ayant pas dépassé 30 ans il faut joindre à ces renseignements personnels ceux que l'on pourra avoir sur les parents, l'examen même de ceux-ci si faire se peut. De plus, ne pas oublier de faire relater le nombre et le résultat des grossesses de la mère, examiner les autres enfants au point de vue des cicatrices, des lésions du squelette des dents, etc. (Obs. III).

On comprendra combien tous ces renseignements viendront en aide au clinicien dans les cas douteux. La façon dont ils doivent être recherchés, les points sur lesquels ils doivent porter ont été d'ailleurs indiqués de telle façon par M. le professeur Fournier qu'il est inutile d'insister plus longtemps sur ce sujet. Les symptômes concomitants doivent aussi être relatés de façon complète.

Ceux-ci se manifesteront dans le voisinage ou à distance ; ils intéresseront l'état général du malade ou affecteront certaines localisations spéciales.

Par exemple, un enfant est porteur d'une tumeur gommeuse sous-cutanée, l'enquête sur les ascendants a été faite et a donné des résultats suffisants ou non. Tout indique qu'il faut examiner l'état des viscères, poumons et foie notamment, rechercher l'altération possible du squelette. De cet examen résultera souvent l'affirmation de la syphilis.

Un autre exemple nous est fourni par la femme qui fait le sujet de notre Obs. I. Chez cette femme la syphilis était probable dans les antécédents personnels, les caractères objectifs des gommes étaient douteux, mais les symptômes concomitants de scrofulo-tuberculose, entre autre les lésions pulmonaires constatées au début et qui plus tard devaient se généraliser si rapidement, facilitaient singulièrement le diagnostic.

Enfin il faudra, dans cette enquête clinique, tenir grand compte de la fréquence et de l'intensité des récidives. On voit souvent la scrofulo-tuberculose se reproduire à différentes reprises et sous les mêmes formes sous forme par exemple de lésions gommeuses. Mais c'est surtout la syphilis qui chez l'adulte principalement frappe à coups redoublés, faisant des explosions soudaines et avec des manifestations multiples. Pour n'en citer qu'un exemple (Obs. IV), M. Fournier a vu dans son service un malade porteur de soixante syphilides gommeuses disséminées sur le corps. La facilité des récidives apparaît de même très clairement dans plusieurs de nos observations.

**Renseignements tirés de l'épreuve thérapeutique.**

L'épreuve thérapeutique est souvent l'*ultima ratio* des cliniciens. C'est alors la pierre de touche du diagnostic Dans ces cas surtout où les symptômes objectifs sont douteux, ou bien dans ces cas où l'on inclinerait à incriminer la syphilis mais où l'on reste perplexe à cause de l'absence d'accidents antérieurs, et à cause des dénégations de la malade, l'iodure de potassium prescrit suivant les règles thérapeutiques rendra un signalé service.

Dans certains cas son effet est véritablement merveilleux à ce point que la conviction est par là même entraînée. Les exemples en sont nombreux et il suffit d'ouvrir le livre de M. le professeur Fournier pour en trouver de concluants. La plupart se réduisent à ceci :

Un enfant présentait depuis longtemps une lésion ulcéreuse, diffuse ou circonscrite, et tenace. La scrofule était incriminée parce que l'on ne pensait pas à interroger les parents ou parce que l'interrogatoire n'avait pas été assez précis. Les topiques locaux associés aux reconstituants les plus énergiques n'amenaient aucun résultat. Un jour et à tout hasard on prescrit l'iodure de potassium et alors la lésion guérit comme par enchantement. A ce moment la révélation se fait dans l'esprit du médecin, il pousse ses investigations du côté de la syphilis et il finit par découvrir soit chez l'enfant même, soit chez les parents, des traces non douteuses de l'affection restée jusqu'alors ignorée de tous.

De même chez l'adulte : syphilis ignorée du malade, soupçon de syphilis dans l'esprit du médecin. Traitement énergique par l'iodure de potassium. Guérison. Telle est la marche (voir Obs. XI).

Mais il est évident que pour arriver à un tel résultat il faut traiter la gomme d'une façon énergique et appropriée. Nous entendons par là et suivant la méthode de M. Fournier, l'iodure prescrit d'emblée à la dose de 3, 4, 5, 6 gr. chez l'adulte. Chez l'enfant, 0,50 centigr. d'iodure associés à des frictions mercurielles. Comme traitement local, la poudre d'iodoforme en pansement, et l'emplâtre de Vigo pour recouvrir la plaie. Si besoin en est, si la tendance ulcéreuse est manifeste, il faut à cela joindre l'emploi des grands bains prolongés et répétés.

C'est seulement avec un traitement pareil que l'on pourra déceler la syphilis et la guérir.

Mais l'iodure de potassium ne fait pas toujours de ces merveilles. A côté des cas que nous venons de signaler, on en voit d'autres où l'iodure de potassium ne produit aucune amélioration, ou bien même amène de fâcheux résultats.

Qu'il s'agisse par exemple d'un cas douteux de diagnostic, et qu'à tout hasard on ait prescrit le traitement précédemment indiqué : si l'on voit vers le huitième ou dixième jour les bords de la plaie prendre un teint blafard, le fond conservant toujours son aspect sombre ou grisâtre il faudra conclure que l'iodure a un effet malheureux sur la réparation de l'ulcère gommeux et que celui-ci ne reconnaît pas la syphilis pour cause.

En effet, et ceci est un point important, quand l'iodure de potassium ou le sirop de Gibert doivent agir, ils agissent vite. En trois ou quatre jours on constate le changement; la plaie prend de suite un bel aspect, le fond bourgeonne, la réparation rapide s'annonce. Dans le cas de scrofulo-tuberculose rien de tel ne se produit. Ainsi donc si l'on s'en est remis à l'épreuve thérapeutique pour décider du diagnostic c'est vers le huitième ou dixième jour que l'on doit être fixé.

Enfin un dernier cas peut se produire, dont nous avons vu dernièrement à la clinique de Saint-Louis un exemple typique.

Un enfant se présente avec une lésion lupiforme de la face datant de l'enfance. Infiltration de la peau, avec tubercules nettement appréciables, et, par places, ulcérations recouvertes de croûtes épaisses, brun verdâtre. Au-dessous de ces croûtes, les ulcérations se présentaient avec des bords dégradés, un peu flottants, un fond grisâtre, peu bourgeonnant. L'aréole qui entourait ces lésions était cuivrée, rouge sombre. Un point important était le suivant : le père et la mère avaient eu la syphilis, tous deux l'avouaient et ils en avaient d'ailleurs des marques irrécusables. Le diagnostic hésitait et on prescrivit l'iodure de potassium. En sept ou huit jours un changement appréciable se manifesta, les croûtes ne se reproduisirent plus, certaines des ulcérations se cicatrisèrent, l'infiltration diminua rapidement. On crut à une guérison rapide. Mais au bout de quinze jours les effets de l'iodure s'arrêtèrent, la lésion resta constituée comme un lupus tuberculeux des plus nets. Chez ce sujet la scrofulo-tuberculose avait évolué sur un terrain syphilitique et l'iodure de potassium n'avait pu faire que la moitié de la besogne.

Cela peut se reproduire trait pour trait dans le traitement des gommes, aussi faut-il savoir demander à l'épreuve thérapeutique tous les renseignements qu'elle peut nous donner. Dans le dernier exemple cité en effet, nous voyons qu'elle a pu révéler l'existence d'un cas d'hybridité morbide des plus nets.

---

# OBSERVATIONS

## Observation I

Observation communiquée par **MM. Darier** et **Vaquez.**
(Service de M. le professeur **Fournier.**)

*Tuberculose locale au début. — Tuberculose généralisée terminale. — Gommes scrofuleuses avec présence des bacilles de Koch.*

Joséphine M..., âgée de 27 ans, ménagère, entrée le 20 novembre 1886, salle Henri IV, lit n° 12, service de M. le professeur Fournier.

La malade ne paraît pas avoir d'antécédents héréditaires de tuberculose ; son père est mort à 66 ans après avoir été quelques jours malade, il ne toussait pas ; la mère est vivante et bien portante. Elle a des frères et des sœurs également bien portants.

Comme antécédents personnels, la malade étant enfant a eu la gourme, des croûtes dans les cheveux, des glandes au cou.

Il y a quatre ans, elle aurait eu quelques boutons à la vulve ; un médecin qu'elle consulta lui dit qu'elle avait la syphilis et lui fit prendre de l'iodure de potassium ; elle n'aurait pas eu d'autres accidents ni sur la peau ni sur les muqueuses.

Quant aux accidents pour lesquels la malade entre actuellement, elle en fait remonter le début à environ dix mois.

Actuellement on constate :

A la région cervicale, adénopathies multiples, considérables, quelques masses ganglionnaires sont déjà suppurées, et ont laissé des cicatrices saillantes, rouges, multiples, d'autres sont encore dures, indolentes, notamment à la région sous-maxillaire et à la région parotidienne du côté gauche où il existe une tuméfaction considérable.

Mêmes lésions à la région axillaire du côté droit; sous le sein du même côté on sent des masses dures, volumineuses, indolentes, de plus ulcération fongueuse, grisâtre, entourée d'une aréole rouge succédant à une adénite ouverte à ce niveau.

L'état général de la malade ne paraît pas très bon elle a maigri, elle tousse, elle transpire beaucoup la nuit.

A l'auscultation aux deux sommets, la respiration est rude, l'expiration prolongée, à droite quand on fait tousser la malade on entend quelques craquements secs.

Pendant le mois de janvier, malgré le traitement donné à la malade, les lésions tant locales que générales ne font que s'aggraver.

Notamment les gommes ganglionnaires qui siégeaient au-dessous du sein droit, se prolongeant dans le creux axillaire, se tuméfient considérablement, deviennent douloureuses, s'inflamment bientôt après, rougissent à leur partie centrale qui se ramollit, et à ce niveau il se fait une ulcération petite d'abord qui bientôt s'agrandit.

Par une des ulcérations centrales, on peut voir des bords violacés, amincis, irréguliers, décollés sur les parties profondes, un fond bourbillonneux, blanchâtre, sphacélé.

En un mot on assiste à la fonte purulente et à l'élimination des gommes tuberculeuses.

Les topiques appliqués sur les plaies peuvent à peine modérer l'écoulement purulent sanieux qui s'écoule de ces ulcérations.

L'état général de la malade se ressent vivement de cette suppuration abondante.

Des poussées irrégulières de fièvre hectique surviennent, pendant que du côté du poumon on constate des râles disséminés, craquements aux deux sommets.

15 février. Les ulcérations gommeuses s'étendent encore, elles forment à droite une masse confluente étendue, avec infil-

tration du derme ; toute la peau de cette région, rouge, violacée, glisse sur les parties profondes, témoignant ainsi de l'étendue des décollements ; par places des ponts de peau surplombent des cavités à contenu purulent, bourbillonneux.

A gauche dans la région axillaire, nouvelles gommes tuberculeuses qui grossissent, forment un paquet volumineux et menacent de s'ulcérer.

1er mai. Les gommes de la région gauche commencent à s'ulcérer, douleurs vives. Amaigrissement rapide de la malade, fièvre vive le soir, douleurs intolérables dans la région abdominale, vomissements alimentaires.

On soupçonne un début de tuberculose péritonéale.

3 mars. La tuberculose se généralise, râles disséminés, fins, dans la poitrine, vomissements incoercibles, incessants, céphalée vive, strabisme interne.

Morte le 6 mars.

Autopsie *du* 8 *mars* 1887. — Femme très amaigrie, œdème des membres inférieurs. La rigidité cadavérique tend à disparaître.

Nombreuses ulcérations siégeant sur le cou, à la région claviculaire, le creux de l'aisselle de deux côtés, ces dernières donnent lieu à un décollement très étendu.

Plaque érythémateuse excoriée sur le sacrum.

Rien sur les membres. Coloration bleuâtre de l'abdomen.

A l'ouverture de l'abdomen, il s'écoule environ 4 à 5 litres d'un liquide séreux, louche, avec flocons fibrineux. Dépoli sur toute la surface du péritoine, mais surtout sur le feuillet pariétal.

Le grand épiploon est épaissi, revenu sur lui-même, adhère à la fosse iliaque droite par des tractus fibreux anciens. En relevant le colon transverse, on constate la présence d'un abcès limité en avant par celui-ci, en arrière par le mésentère et le jéjunum, lequel en plusieurs points présente des ulcérations.

Au-dessous du rein gauche se trouve un abcès contenant du

pus et des grumeaux blancs et qui ne communique pas avec le foyer axillaire. On ne trouve pas de cordon lymphatique intermédiaire.

*Cage thoracique.* — Dans la plèvre gauche 2 litres de liquide séreux, louche, floconneux avec adhérences récentes.

Du côté droit adhérences anciennes au sommet.

*La cavité pleurale* droite est très réduite de volume par le fait de l'augmentation du foie qui remonte jusqu'au 3e espace intercostal.

*Péricarde.* — Symphyse complète par adhérences récentes, friables. Pas trace de liquide dans la cavité.

*Le cœur* est globuleux, mou, sa cavité droite contient des caillots mêlés au sang.

Le myocarde est très mou, flasque ; pas de lésions d'orifice.

*Poumon gauche.* — Quelques nodules tuberculeux, caséeux, au sommet quelques granulations miliaires dans le lobe inférieur ; ganglions du hile caséeux.

*Poumon droit.* — Mêmes lésions, adhérences entre les lobes.

En somme tuberculose pulmonaire peu étendue, lésions anciennes au sommet, lésions aiguës en quelques points de la base.

*Bronches.* — Muqueuse congestionnée, pas d'ulcérations.

*Ganglions sous-maxillaires,* tout à fait caséeux.

Les dents sont presque toutes cariées, les incisives inférieures réduites à des chicots.

Rien dans la bouche et le pharynx.

Dans l'œsophage, au point où ce canal croise la bronche gauche, se trouve une vaste ulcération pouvant laisser passer un haricot, à bords infiltrés de matière jaunâtre, caséeuse, conduisant dans une cavité du volume d'une noisette au fond de laquelle se trouve un ganglion caséeux ramolli.

*Corps thyroïde et aorte,* normaux.

*Cavité abdominale.* — La rate est enveloppée de fausses

membranes, elle est petite, dure. Adhérences multiples au niveau du duodénum, de l'estomac et du côlon transverse.

Toute cette région forme une masse qui contient des ganglions caséeux et dans laquelle se trouve le pancréas.

L'abcès signalé au-dessus du côlon transverse remonte jusqu'en arrière du pylore. Par en bas il traverse le mésentère et communique à ce niveau avec la cavité péritonéale générale.

*Le rein gauche* est très petit, anémié ; la capsule est très adhérente en certains points, pas de kyste, pas de tubercules.

*Le rein droit*, mêmes lésions.

*Le foie* déborde les fausses côtes de 4 travers de doigt ; il est très volumineux, étranglé à sa partie moyenne : périhépatite, végétations villeuses ; à la coupe foie gras.

*Pancréas*, dur, crie sous le couteau.

*Estomac*. — Au niveau du pylore on trouve deux ulcérations dont une du volume d'une pièce d'un franc et l'autre d'une pièce de 20 centimes.

Pas d'ulcérations *du vagin*. Col entr'ouvert. Utérus petit. La muqueuse du corps est congestionnée et épaissie, la trompe gauche contient du pus, muqueuse infiltrée.

L'ovaire gauche contient plusieurs petits kystes à contenu muqueux et caséeux.

*Le liquide céphalorachidien* est en quantité normale, *piemère* peu congestionnée.

A la convexité on constate un aspect trouble au niveau des sillons et scissures tenant à l'aspect louche du liquide céphalorachidien, quelques tubercules miliaires à la région pariétale. A la base les artères sont saines, pas de pus même dans les scissures de Sylvius.

A l'œil nu on n'aperçoit pas de tubercules dans cette région.

Rien sur les différentes coupes du bulbe.

Une des gommes pectorales a été recueillie par M. le Dr Darier qui en a fait l'examen complet, au point de vue histologique.

*L'examen histologique* de ces gommes a reproduit les caractères habituels de ces productions scrofulo-tuberculeuses.

Ici cependant l'encapsulement de la gomme était complet, contrairement aux dispositions ordinairement indiquées et notamment mises en relief par Brissaud et Balzer. Le centre est en voie de désagrégation avec cellules se colorant mal. A la périphérie tissu conjonctif avec fibres conjonctives et cellules embryonnaires, les fibres conjonctives forment un réticulum divisé et serré à l'extrême limite de la gomme. Cellules géantes.

*L'examen bactériologique* n'avait rien donné dans les premières préparations. La méthode suivie avait été la méthode d'Ehrlich (picro-carmin, violet d'Ehrlich, décoloration par l'acide azotique. En second lieu emploi de la méthode de Fraenkel (fuchsine rub. avec coloration du fond par le bleu de méthylène).

L'emploi de cette méthode permet de reconnaître, après plusieurs préparations, la présence de bacilles colorés en rouge. Dans deux préparations la présence du bacille de Koch est nettement appréciable. On en rencontre notamment dans une préparation un groupe de trois n'affectant d'ailleurs pas de rapport spécial avec les cellules géantes.

## Observation II

Communiquée par M. **Dupré**, interne (Service de M. le Dr **Vidal**).

*Ulcérations tuberculeuses du nez et de l'anus. — Présence des bacilles.*

B.-F. Louis, âgé de 28 ans, coupeur en chaussures, entré le 11 juin 1887, salle Devergie, lit n° 39.

Père âgé de 65 ans, actuellement bien portant. Mère morte à 48 ans, phtisique. 6 frères et sœurs bien portants. 1 sœur morte à 26 ans, phtisique.

*Antécédents personnels.* — Gourme infantile. Variole à 5 ans (le malade n'avait pas été vacciné) ; il porte actuellement, sur les membres et le visage, les cicatrices profondes et nombreuses d'une variole cohérente grave. Au cours de sa maladie, abcès multiples. Le malade est marié depuis 4 ans; il a une fille de 23 mois, actuellement en bonne santé, mais qui a été soignée à Trousseau pour deux abcès froids, situés l'un à la face externe de la jambre gauche, l'autre à la fesse du même côté.

Le malade entre dans le service pour deux ulcérations situées : l'une à l'anus, l'autre dans le côté droit de la cloison des fosses nasales contre le lobule du nez. De plus, ce malade tousse depuis quelques années pendant l'hiver, et se voit maigrir et dépérir sensiblement : tels sont les motifs de son entrée ici.

Le malade a eu une première hémoptysie il y a 7 ans ; et, depuis 4 ans, tous les hivers, hémoptysies légères, toux, sueurs nocturnes. Depuis quelques temps, amaigrissement perte des forces. Enrouement depuis quelques semaines. A l'examen physique du thorax, submatité en avant et en arrière au sommet droit, respiration rude, soufflante, saccadée au même niveau, sans râles ni craquements.

Bronchophonie et retentissement marqué des bruits du cœur. En somme, induration tuberculeuse du sommet droit.

L'accentuation des phénomènes généraux a coïncidé avec l'apparition des ulcérations pour lesquelles le malade entre à l'hôpital :

Il y a un an que le malade ressentit pour la première fois une cuisson, une brûlure peu vive, mais continue, localisée à la partie antéro-inférieure du côté droit de la cloison des fosses nasales; pendant 6 mois le malade ne remarqua, au siège indiqué, que de la rougeur; sans élevure, ni bouton, ni ulcération. Au bout de 5 mois, le malade consulta un médecin qui lui prescrivit de l'iodure de potassium.

Immédiatement, coryza, mal de tête, larmoiement et aggravation rapide de l'état local.

La sensation de brûlure augmenta; et, en 3 semaines, il se produisit une petite ulcération ronde, de la dimension d'une tête d'épingle, à bords rouges, à fond jaunâtre, qui s'agrandit rapidement, et se mit à suppurer de plus en plus.

Actuellement le malade porte, à 6 milim. du bord inférieur de la cloison du côté droit, une vaste ulcération, profonde de 3 à 4 millim. environ, longue de 12 à 15 millim., large de 7 à 8, de forme ovalaire, à bords nettement taillés, décollés, à fond granuleux, framboisé, séro-purulent. La pression, exercée sur le côté opposé du nez, exprime du cratère ulcéré un liquide jaune pâle, louche, assez abondant, et rapidement renouvelé. A première vue, après cette manœuvre, et étant donné la profondeur de l'ulcération, on soupçonne que la cloison est perforée.

Il n'en est cependant rien, et nulle part l'exploration au stylet ne permet de constater de fistule entre les deux narines. Mais, après lavage du fond de l'ulcère, à contre jour, la cloison apparait si mince et si transparente, que l'ombre du stylet promené contre elle, dans l'autre narine s'y projette fidèlement, et donne la mesure de l'imminence de la perforation.

Autour de l'ulcération, pas de points jaunâtres. Rien qu'une rougeur très limitée et des concrétions croûteuses.

Dans l'autre narine, saillie un peu exagérée de la cloison, qui paraît bombée et rose vif du côté sain.

Du côté de l'anus, le malade ressentait, depuis deux mois environ, des démangeaisons, siégeant dans toute la région marginale, intermittentes et s'exaspérant le soir et la nuit.

Deux à trois fois, un peu de sang rouge apparut dans les selles.

Il y a 6 semaines, le malade s'aperçut de la présence de deux boutons, au côté droit de l'anus.

Les renseignements qu'on peut obtenir de lui, relativement au mode exact de début de l'affection, sont nécessairement vagues et obscurs ; mais ils s'éclairent par la présence actuelle, sur le côté gauche de la marge anale, d'une élevure papuleuse, rose sombre, lenticulaire de forme et de dimension, douloureuse au contact, et molle à la pression, et dans laquelle l'interrogatoire du malade et l'analogie du processus permettent de retrouver l'aspect initial des lésions actuelles.

Celles-ci se présentent sous l'aspect de deux saillies plates, mamelonnées, d'aspect papillomateux, rose pâle, occupant toute la longueur des plis anaux, et larges d'un centim. à peine, reposant sur un fond souple, et offrant chacune en leur milieu une ulcération linéaire irrégulière, parallèle aux plis anaux, formée par l'accolement en biseau des deux faces d'une ulcération plus profonde, comme le démontre le déplissement de la région.

Cette ulcération déplissée offre un fond jaunâtre, non saignant, couvert de granulations pâles, baignant dans un suintement séro-purulent louche. Entre ces granulations quelques petits godets cupuliformes, orbiculaires, à bords nettement taillés, rappelant la pittoresque expression de Spillmann : des chatons dépourvus de leurs perles.

Le fond est circonscrit par des bords roses, irréguliers, déchiquetés, frangés, fendillés.

L'ulcération est profonde et l'exploration au stylet n'y décèle aucun trajet fistuleux.

Tout le reste de la marge de l'anus est sain, sauf le petit nodule lenticulaire que nous avons signalé à gauche, en bas et en dehors.

Intégrité des ganglions tributaires.

Le toucher rectal révèle l'intégrité de la prostate et des vésicules.

A la palpation, dans la tête des deux épididymes, un noyau induré, gros comme celui d'une cerise.

Le diagnostic clinique est simple et ne se discute pas. C'est un tuberculeux qui porte des ulcérations tuberculeuses sur la muqueuse du nez et celle de l'anus.

Cette double coïncidence d'ulcération nasale et anale donne seule de l'intérêt au cas actuel, car je ne crois pas qu'une observation semblable puisse être citée. Dans l'histoire des ulcérations tuberculeuses, un fait assez analogue à celui-ci est rapporté par M. Spillmann, dans sa thèse d'agrégation. Néanmoins l'ulcération nasale, différente par son aspect et son évolution, de celle que nous citons, était plate et envahissante, tandis que chez notre malade, le processus paraît se faire surtout en profondeur, et compromettre la cloison nasale dont elle va déterminer la perforation.

Nous avons, par acquit de conscience, et aussi parce que les constatations de ce genre sont rares encore dans l'histoire des ulcères tuberculeux, pratiqué l'examen bactériologique des deux ulcérations.

Par le procédé de la double coloration (méthode de Fraenkel), nous avons examiné le produit d'un raclage superficiel, pratiqué avec une petite curette, et nous avons trouvé de nombreux bacilles, les uns isolés, et les autres en groupes, rappelant exactement par leur disposition la planche du mémoire de M. Hanot dans les Archives de physiologie.

## Observation III

Observ. communiquée par M. le professeur **Fournier.**

*Syphilis et scrofulo-tuberculose. — Cicatrices de gommes scrofuleuses chez la mère. — Accidents chez les enfants. — Syphilis héréditaire probable chez des sujets strumeux.*

La nommée B. Ernestine, 36 ans, journalière. Entrée le 20 mai 1885 salle Henri IV, lit n° 6.

Gourmes dans l'enfance ; à 7 ans, des grosseurs sont apparues à divers endroits du corps, se sont abcédés et ont suppuré pendant longtemps ; la malade est restée 7 ans à l'hôpital de Brest pour ces lésions.

On trouve des cicatrices déprimées et blanches tout autour du bord inférieur du maxillaire inférieur ; d'autres cicatrices brunâtres très étendues sur les parties latérales du cou, au niveau du bord supérieur de l'omoplate droite où la cicatrice forme une dépression circulaire et profonde qui admet l'extrémité du doigt; la nuque est parsemée de petites taches cicatricielles blanches; d'autres cicatrices étendues se trouvent au niveau des aisselles, du creux sus-claviculaire gauche. On en trouve également sur la plupart des doigts surtout sur l'index droit; sur tous ces points les doigts étaient très tuméfiés, livides et ulcérés ; ces lésions revenaient tous les hivers jusqu'à la puberté ; les pieds portent les mêmes cicatrices et ont été le siège des mêmes lésions. La malade était obligée de garder le lit l'hiver. Jamais mal aux yeux ni aux oreilles ; cicatrices au-dessus de la luette sans caractères.

Réglée à 17 ans ; variole à 15 ans. Cinq enfants. A 22 ans elle a son premier enfant lequel âgé aujourd'hui de 13 ans est sourd par intermittences et porte tous les signes d'une otite catarrhale.

1° Cet enfant, à l'âge de 5 semaines est tombé malade, il a eu dans la tête une éruption de gros boutons qui se sont ouverts et ont suppuré longtemps, la joue et le bras droit sont couverts d'ulcérations et de croûtes.

A eu mal aux yeux ; mais voit bien actuellement. S'est plaint des oreilles à plusieurs reprises, mais celles-ci n'ont jamais coulé. A 8 ans est devenu sourd à son retour de la campagne, la mère ne sait pas si la surdité s'est établie rapidement ; toujours est-il que ses oreilles ne coulaient pas à ce moment.

Il y a 2 ans, éruption, peut-être gale ?

2° Enfant mort à quatre mois avec des boutons sur le corps ; étant en nourrice mais nourri au biberon.

3° Enfant mort à six semaines à Lourcine avec une tumeur très volumineuse et molle sur le devant du thorax ; gommes au mollet ; muguet.

4° Enfant âgé de 19 mois ; depuis deux mois, lésions et croûtes dans les cheveux. Grosseurs en avant du lobule de l'oreille de chaque côté ; une sur la face antérieure de l'avant-bras droit, grosse comme un haricot. Ganglions cervicaux engorgés. Quelques éléments éruptifs rouges et un peu desquamants sur le bas des reins ; d'autres moins considérables sur le reste du corps.

Au-dessus du sillon interfessier petite cicatrice déprimée. Une autre à la partie postérieure de la cuisse droite.

Les deux pieds sont couverts de très petits éléments éruptifs, rouges, saillants sous le doigt. Les orteils sont légèrement violacés.

L'œil droit a été très enflammé et est resté fermé pendant un mois ; l'enfant paraît voir bien, actuellement. Rien à l'autre œil.

Les deux oreilles coulent depuis trois semaines ; le liquide est fétide. Néanmoins, l'enfant paraît entendre.

La narine gauche est en partie obstruée par des croûtes.

Les dents ont des taches blanches, la première molaire supérieure droite est atrophiée.

5e et dernier enfant n'a aucune lésion.

Le *frère* porte à la jambe une large cicatrice semblable à celle que présente la malade ; il aurait eu il y a 5 ans une ulcération à la verge, et depuis 7 ans il aurait eu plusieurs fois des éruptions sur le corps et mal à la gorge ; il a pris des pilules.

La *mère* a les dents déchaussées ; certaines ont des taches blanches ; les molaires se sont usées petit à petit jusqu'à être aujourd'hui à peine saillantes au dessus des gencives ; plusieurs sont cariées.

La malade a perdu l'odorat depuis 4 ans sans accidents ni lésions appréciables.

Quelques petites cicatrices presque effacées aux fesses et au bas des reins (variole ?).

Jamais rien aux organes génitaux. Pas de chute de cheveux ni de maux de gorge. A des migraines.

On trouve sur la partie latérale gauche de la fourchette une cicatrice circulaire déprimée, provenant d'une ulcération survenue après le 2e accouchement à la clinique. A été à Lourcine en 1873 pour cette ulcération qu'on a cautérisée. Elle a eu un érysipèle de la face pendant son séjour. Un an après à St-Antoine elle eu a un érysipèle de la face à la suite duquel elle aurait eu probablement une parotidite. Est entrée à l'Hôtel-Dieu deux ans après pour un abcès de la partie antérieure du bras droit, ouvert au bistouri.

Comme traitement elle n'a jamais pris qu'à Brest de la solution iodurée.

Traitement de l'enfant. Iodure de potassium 1 gr. 50 cent. par jour et collyre à l'atropine. L'enfant sort le 4 juillet, guéri de ses lésions oculaires mais conservant sa tumeur de l'avant-bras, non modifiée.

Réflexions. — Dans cette observation nous constatons l'extrême difficulté qu'il y a parfois à déterminer ce qui appartient à la syphilis et ce qui provient de la scrofule. Les enfants, comme le prouvent la polymorbidité et les lésions constatées sont évidemment syphilitiques héréditaires du fait de leur père, scrofulo-tuberculeux du fait de leur mère. Dans ces conditions la thérapeutique peut quelque chose, elle ne peut pas tout. Ce cas rentre dans les cas métis de M. Fournier, dans les hybridités morbides de M. Verneuil.

## Observation IV

Service de M. le professeur **Fournier**

*Syphilides gommeuses à poussées successives. — Cas type de multiplicité des lésions et de récidives.*

D... Pierre, âgé de 47 ans, jardinier, entré le 29 novembre 1879, salle Saint-Louis, lit 23. Sorti le 12 février 1880.

Bien portant jusqu'il y a douze ans, né de parents robustes. A cette époque, chancre syphilitique et quelques mois après, éruptions cutanées, croûtes du cuir chevelu, syphilides buccales.

Il entra dans le service de M. Bazin où il resta six semaines. Une fois sorti de l'hôpital, le malade ne suivit plus aucun traitement.

Après deux années de santé, il présenta des lésions ulcéreuses, traitées dans le service de M. le professeur Hardy et guéries après un mois de séjour.

Il y a quatre ans, il entra de nouveau à l'hôpital Saint-Louis pour des lésions gommeuses qui ont laissé des traces sur le tibia gauche où l'on voit trois cicatrices lisses non pigmentées de la grandeur d'une pièce de 50 centimes. Autres lésions analogues de la face interne de la jambe gauche, soignées chez M. Lailler.

Il y a un an, des ulcérations du bras droit, soignées dans le même service salle Saint-Louis; elles ont laissé deux cicatrices blanches, dépolies, saillantes, allongées, extrêmement irrégulières, à peine pigmentées sur leurs bords.

La longueur de chaque cicatrice est de 0,05 centim. environ; autres cicatrices dans le dos.

Il y a six semaines il vit apparaître sur le sein gauche une tuméfaction qui augmenta peu à peu et finit par s'ulcérer il y a une vingtaine de jours.

*Etat actuel.* Novembre 1879. La région pectorale gauche audessus et en dedans du mamelon, est le siège d'une tumeur ovalaire dure dans sa partie externe, ramollie et ulcérée dans sa partie interne, à grand diamètre long de 0,15 centim., dirigée parallèlement aux fibres inférieures du grand pectoral et semblant faire corps avec lui.

La tumeur présente une légère mobilité de haut en bas. La peau, peu adhérente dans sa partie inférieure, est très adhérente, rouge jambon en trois ou quatre places à la partie supérieure. En dedans elle présente deux ulcérations dont l'une déprimée, plus grande qu'une pièce de 50 centimes, est obstruée par un bourbillon noir à sa partie supérieure, grisâtre et molle dans ses parties latérales, entourée d'une sécrétion purulente.

L'autre, plus petite, ovalaire, décollée sur ses bords dans une assez grande étendue, communiquant avec l'ulcération précédente, laisse apercevoir un fond jaune serin.

Les bords de ces ulcérations sont formés par la peau très amincie et de couleur rouge jambon.

Ganglions de la grosseur d'une noisette dans l'aisselle droite.

La langue lisse, épaissie, est marquée de sillons sur sa face supérieure.

Varices énormes de la saphène interne de la jambe gauche. Hernie inguinale double. Traitement. Iodure de potassium 3 gr. par jour.

Janvier 1880. La tumeur s'est ramollie à la partie supérieure et sur la partie médiane qui s'ouvre spontanément : un tube à drainage est introduit et laisse écouler une certaine quantité de pus. La tumeur a beaucoup diminué ; cependant, elle a encore le volume d'une petite pomme, fort dure. Le muscle grand pectoral, lorsqu'il se contracte, laisse voir que la gomme est intramusculaire et non sous-cutanée ni sous-jacente au muscle. C'est cette inflammation du muscle qui explique la dureté, la corde rigide formée par son tendon d'insertion humérale de façon à donner à la paroi antérieure de l'aisselle une consistance ligneuse. Les fibres musculaires qui entourent la gomme de toutes parts expliquent aussi sa dureté.

28 janvier. Drains passés dans la partie indurée ; iodure de potassium 5 gr. par jour.

8 février. Les drains sont retirés, grande amélioration.

Le 12. Toute induration a disparu, la sécrétion purulente est très peu abondante. Sort guéri le 12 février 1880. Après sa précédente sortie, le malade continua à prendre 1 gr. d'iodure de potassium par jour pendant un an, et fut atteint d'une vaste gomme au niveau de la région malléolaire externe gauche, gomme non ramollie qui fut soignée dans le service du Dr Lailler et qui guérit sans s'ouvrir ni laisser de cicatrice.

Il y a un an, il fut atteint de tumeurs siégeant au niveau de la région sous-maxillaire droite, du volume d'une noisette, tumeurs qui ne tardèrent pas à s'ouvrir, à sécréter du pus et qui finirent par guérir au bout de 2 mois, bien que le malade ne suivît aucun traitement interne et se bornât à panser les tumeurs avec du diachylon et un peu de teinture d'iode.

Il y a deux mois le testicule droit commença à se gonfler et à s'indurer et il y a six semaines environ il se produisit des trajets fistuleux qui laissèrent sourdre du pus ; à la même époque, la région sterno-mastoïdienne gauche, au niveau de la partie inférieure de ce muscle commença à devenir le siège d'une induration gommeuse. Celle-ci se ramollit et s'ouvrit il y a huit jours.

*Etat actuel.* — Il existe au niveau du 1/3 interne de la clavicule gauche correspondant à l'insertion du sterno-mastoïdien gauche, une tumeur d'un rouge foncé, violacée, pluslarge qu'une pièce de 5 francs, indurée sur les bords. Cette tumeur présente au centre une ulcération de forme triangulaire mais à bords arrondis.

L'ulcération est profonde de 5 millim. environ. Son fond est grisâtre, putrilagineux et raviné ; ses bords sont taillés à pic, adhérents, mais cependant légèrement décollés au niveau du bord supérieur de l'ulcération. A côté de cette grosse gomme ulcérée, en dehors mais presque accolée à elle et siégeant au niveau du 1/3 moyen de la clavicule, se trouve une tumeur gommeuse du volume d'une noisette siégeant dans le derme et dans l'hypoderme, non adhérent à la clavicule.

Au niveau de cette tumeur gommeuse qui est encore à la période de crudité, la peau présente une teinte violacée.

Au niveau de la partie supérieure du sternum, il existe un placard de syphilides tuberculeuses ; placard de la largeur d'une pièce de 40 sous, dont le bord est cicatrisé.

Le testicule droit a atteint le volume du poing. Il est induré, mais cependant dans son 1/3 inférieur cette induration est en voie de ramollissement et le néoplasme apparaît par une ulcération de la largeur d'une pièce de 50 cent. siégeant au niveau du bord inférieur du scrotum, profonde de 4 à 5 millimètres, à fond bourbillonneux, grisâtre. Les bords de cette ulcération sont indurés, calleux et adhérents.

Au niveau de la région interne scapulaire supérieure du côté droit, existe un placard de syphilides tuberculeuses, placard de l'étendue de la paume de la main et en voie de cicatrisations sa partie centrale. La langue plus lisse et plus épaisse qu'à l'état normal, est marquée d'un sillon profond à sa partie moyenne, sillon sur lequel viennent s'embrancher des sillons plus petits.

Il existe là évidemment un certain degré de glossite scléreuse. Au niveau de l'angle de la mâchoire à gauche, il existe une saillie osseuse du volume environ d'un pois. Le malade tousse légèrement; il existe quelques râles disséminés dans la poitrine sans signes de tuberculose.

On lui administre une pilule de proto-iodure de mercure et 4 grammes d'iodure de potassium par jour.

Sorti, au mois de février 1884, il entre de nouveau le 26 juin 1886 dans le service de M. le professeur Fournier, salle St-Louis, pour de nouvelles gommes de la région cervicale.

Depuis sa sortie de l'hôpital, il a continué à prendre de temps en temps de l'iodure de potassium et n'a pas eu de nouveaux accidents.

Le début des accidents pour lesquels le malade vient se faire traiter actuellement, remonte à deux mois.

Actuellement, on constate, au niveau de la région lombaire du côté droit, de nombreuses ulcérations gommeuses, toute la région est infiltrée, il y a environ une quinzaine d'ulcérations. A la région sus-hyoïdieune, une tumeur de la grosseur d'une noisette roulant sous le doigt encore dure et indolente. — Exostose au niveau de l'angle de la mâchoire du côté gauche. Syphilomes hypertrophiques de la lèvre inférieure. Glossite scléreuse.

## Observation V

Service de M. le Professeur **Fournier**. — Observation communiquée par M. **Vaquez** interne du service.

*Gommes scrofuleuses de l'épaule. — Examen bactériologique négatif.*

Louise B... âgée de 17 ans. Entrée le 1er février 1887 salle Henri IV, lit n° 15.

Entrée à l'hôpital pour des ulcérations de l'épaule qu'elle a depuis deux ans.

Père mort il y a 15 ans de fièvre typhoïde, mère bien portante, jamais de boutons, n'a pas perdu ses cheveux. Deux frères bien portants, ayant eu des gourmes étant petits, croûtes dans la tête, grosseurs au cou, etc.

La malade, elle, n'a pas eu de gourmes étant petite ; n'a jamais eu mal aux yeux ni aux oreilles : elle a commencé à marcher à 13 mois. Depuis son enfance, n'a fait aucune maladie.

Il y a deux ans, choc violent sur l'épaule gauche portant sur tout le moignon, avec gonflement ; impossibilité de se servir du bras pendant 16 jours. A la suite de cela (six mois après) grosseur durant un mois, survenue à la face interne du bras, dont la partie supérieure s'ulcéra bientôt et suppura pendant un mois.

Cette ulcération présentait, au dire de la malade, les mêmes caractères que celle que l'on constate actuellement.

Trois mois après la guérison, surviennent deux autres gommes également suivies d'ulcération sur le moignon de l'épaule, et pour lesquelles elle entre à l'hôpital.

*Etat actuel.* — Sur la face interne du bras gauche, au tiers supérieur, une cicatrice gaufrée, allongée de haut en bas, de 4 centimètres environ dans son plus grand diamètre, de coloration gris jaunâtre légèrement squameuse, à bords peu nets irrégulièrement festonnés, centre légèrement déprimé.

Cette cicatrice est mobile sur le squelette osseux qui semble légèrement épaissi à ce niveau, au-dessus autres cicatrices.

Sur l'épaule, on constate au niveau du bec de l'acromion et au-dessous du bord externe de la clavicule : deux ulcérations de la grandeur d'une pièce d'un franc environ à bords d'un rouge violacé, se limitant nettement des parties voisines, régulièrement arrondis pour l'ulcération inférieure, plus déchiquetés pour la supérieure, taillés à pic et proéminant sur le fond d'un demi centimètre environ. Ces bords sont mobiles sur les parties profondes et reposent sur des décollements irréguliers ; le fond de l'ulcération est formé d'une sorte de bourbillon grisâtre avec des parties sphacélées plus noirâtres et en voie de se détacher. Enfin le tout repose, pour l'ulcération supérieure, sur le bec de l'acromion qui semble épaissi, douloureux, pour l'inférieure, entre la clavicule et la première côte.

Le stylet ne constate nulle part de dénudations osseuses et confirme seulement la présence de décollements peu étendus et sous-cutanés. Aucun trajet fistuleux profond.

Pas d'adénite axillaire, ni cervicale.

Le diagnostic objectif était difficile, à cause de l'orbicularité des lésions, des bords taillés à pic, du fond bourbillonneux. Malgré tout, l'absence probable de syphilis des parents, l'absence d'autres lésions concomitantes firent penser à la scrofule. Le traitement ioduré donné à tout hasard ne produisit aucun résultat.

Les topiques locaux, iodoformé entre autres, amenèrent seuls l'amélioration.

La malade sort le 26 février, la gomme inférieure étant guérie et la gomme supérieure en bonne voie de cicatrisation.

L'examen anatomique de ces gommes a été fait par M. le Dr Darier ; il a donné pour résultat la constatation histologique des altérations gommeuses : zone centrale sphacelée entourée d'une zone inflammatoire embryonnaire non circonscrite par une coque fibreuse nettement constituée. Cellules géantes en nombre assez considérable. Par le procédé d'Ehrlich et après des tentatives nombreuses, il a été impossible de trouver des bacilles dans les préparations.

### Observation VI

Service de M. le professeur **Fournier**.

*Gommes syphilitiques.*

Adeline B..., veuve, âgée de 47 ans, marchande des quatre saisons, entrée le 12 février 1887.

Le père a eu une tumeur suppurée derrière le cou, qui a duré 5 à 6 mois : la mère a eu 2 fausses couches sur onze enfants. La malade a été bien portante dans sa jeunesse, a perdu ses dents à 15 ans. Elle a été, il y a un an, dans le service de M. Lailler qui l'a soignée pour des papules.

Elle est restée 2 mois malade et ne présentait rien à la vulve dit-elle. Elle avait de fortes céphalées et de l'angine.

Sortie pendant trois semaines, elle rentre pour des boutons sur les jambes, le corps ; des céphalées vives et de la fièvre le soir. Glandes au cou, elle sort après 2 mois imparfaitement guérie, ne suit pas de traitement à sa sortie.

Un an après elle entre à St-Louis dans le service de M. le professeur Fournier, pour vaginite et boutons sur le corps, beaucoup plus volumineux que la première fois ; en ce moment elle prend du sirop de Gibert et de l'iodure de potassium ; on lui applique des tampons d'iodoforme.

Elle sort deux mois après et ne suit plus aucun traitement.

Pendant trois ans, rien de nouveau ; après ce temps elle entre à l'hôpital Lariboisière pour une affection de la glande lacrymale et reste 4 mois, présentant 2 érysipèles et une alopécie complète.

Elle ne présente rien jusqu'en novembre dernier. A cette époque apparaît à l'épaule gauche une grosseur qui s'ouvre au bout de 6 semaines, puis une 2e sur l'aisselle et une 3e à la face. C'est pour ces boutons qu'elle entre à l'hôpital.

*Etat actuel.* — Cicatrices nombreuses sur le corps, surtout à la face antérieure de la jambe gauche, petites, blanchâtres. De plus gommes ulcérées de l'étendue d'une pièce de 5 centimes au niveau de la partie interne de la clavicule gauche, à bords taillés à pic et fond grisâtre. Autres gommes non ulcérées de la paroi interne de l'aisselle gauche, molles sur les parties profondes, siégeant dans l'hypoderme.

Deux autres syphilides gommeuses recouvertes de croûtes épaisses au menton. Adénite sous-occipitale. Rien dans la bouche; rien à la vulve, ni à l'anus.

Elle sort le 5 mars guérie. Traitement : iodure potassium; application locale de Vigo.

Il s'agissait donc bien de gommes syphilitiques comme l'a prouvé l'effet du traitement.

## Observation VII

Observation personnelle, service de M. le professeur **Fournier**.

*Syphilis ignorée, gommes syph. jugées telles par l'aspect objectif et l'effet thérapeutique.*

Alphonsine L..., 37 ans, journalière, entrée le 19 février 1887. Père et mère encore vivants, jouissant d'une bonne santé.

*Antécédents personnels.* — Variole à 14 ans, fièvre typhoïde à 27 ans, réglée à 15 ans, mariée à 28 ans, a eu 6 enfants dont deux sont vivants et les quatre autres sont morts de méningite ? Depuis un an elle est séparée de son mari et n'a eu de rapports avec aucun autre homme.

Son mari aurait eu dans le temps une maladie vénérienne sur laquelle elle ne peut donner aucune indication.

En ce qui la concerne, elle dit n'avoir jamais eu ni érosions, ni boutons aux parties, aucune éruption sur le corps ni à la face ni à la gorge.

Il y a 5 ans elle a eu des ulcérations très profondes sur la face antérieure de la jambe droite, au nombre d'environ 18, taillées à l'emporte pièce, mettant l'os à nu.

Ces ulcérations ont duré 6 semaines et ont cédé à la médication iodurée; elles ont laissé comme vestige des cicatrices blanchâtres déprimées, occupant sur le tiers inférieur de la jambe une surface de 7 à 8 centim. de larg. sur 15 de long. Quelques cicatrices isolées se voient à 2 travers de doigt au-dessous de la crête du tibia. Pas d'exostose.

*Etat actuel.*— Le début remonte à 5 mois et a eu lieu par une petite grosseur dure, soulevant la peau qui présentait d'ailleurs sa coloration normale ; elle a atteint le volume d'un œuf de pigeon, très douloureuse. Occupait le 2e espace intercostal.

Trois semaines après une autre gomme plus volumineuse apparaissait au niveau de la partie interne de la clavicule, la malade appliqua des cataplasmes ; trois mois après la peau rougit, s'ulcéra et donna naissance à 2 ulcérations entourées d'un bord rouge sombre d'un demi-centimètre de large, arrondi, taillé à pic ; l'inférieure de la grandeur d'une pièce de 20 centimes, la supérieure de la grandeur d'une pièce de dix centimes.

Les bords de ces ulcérations sont décollés et séparés du fond par un intervalle assez considérable, ce fond présente une surface purulente gris jaunâtre au-dessous de laquelle on distingue des granulations.

Pas d'adénopathie axillaire ; le seul ganglion visible se trouve à gauche sur le bord antérieur du trapèze, à l'angle supérieur du triangle sus-claviculaire ; il est gros comme une fève et son apparition remonterait à une quinzaine de jours.

Le traitement ioduré amène une prompte résolution des lésions, le fond bourgeonne rapidement et au bout d'un mois la cicatrisation est parfaite.

## Observation VIII (résumée)

Thèse de **Ramonat,** 1883.

E. X. 34 ans, entre au mois de mai-salle Lisfranc, à la Pitié, dans le service de M. le professeur Verneuil.

Santé relativement bonne dans l'enfance, adénite cervicale suppurée à 12 ans, guérie au bout d'une année. Quatre mois avant l'entrée, douleur dans l'épaule droite, il se produit une tuméfaction qui augmente progressivement de volume.

*Etat actuel.* — Facies pâle, amaigri. Tuméfaction de la grosseur d'une petite orange au niveau de l'angle inférieur de l'omoplate droite, dure à la partie supérieure, molle et manifestement fluctuante dans sa partie inférieure.

En même temps, dans le 5e espace intercostal droit, petit abcès de nature manifestement strumeuse; recouvert par la peau amincie et violacée.

Respiration soufflante au sommet droit. Doigts hippocratiques d'où strume et probablement tuberculose à l'état latent.

*Traitement.* — Iod. potas. 2 g. badigeonn. iodés, vin de quinquina, fer. Guérison lente en deux mois. M. le professeur Verneuil avait porté le diagnostic : gomme périostique ramollie, suppurée chez une scrofuleuse.

## Observation IX (résumée)

Thèse **Basset.** communiquée, par M. le professeur **Fournier.**

*Syphilis ignorée. — Gomme ulcérée de la face interne de la jambe. — Pas d'autre manifestations. — Guérison.*

La nommée H... (Julie), âgée de 30 ans, couturière, entrée le 15 juillet 1882, salle Henri IV.

Aucun antécédent héréditaire, pas d'antécédent personnel scrofuleux.

Deux mois auparavant, sans cause appréciable, apparition d'une grosseur à la jambe. Cette grosseur à la longue s'enflamme, s'ulcère et on constate :

Une plaie de la grandeur d'une pièce de cinquante centimes, à orifice arrondi avec fond légèrement bourbillonneux, jaunâtre.

Malgré l'absence d'autres lésions, on pense à une syphilis ignorée et en effet en dix jours l'ulcère se guérit complètement sous l'action de l'iodure de potassium.

## Observation X (résumée)

Thèse de **Basset** et observation provenant du service de M. le professeur **Fournier**.

*Syphilis ignorée. — Gomme en nappe de la partie inférieure de la jambe droite, diagnostiquée gomme scrofuleuse et guérie par l'iodure de potassium.*

La nommée V...., Madeleine, 48 ans, couturière, entrée le 14 juillet 1879, salle St-Thomas.

Pas d'antécédents signalés.

Accident remontant à plusieurs mois, début par une infiltration diffuse de la jambe, augmentant avec les fatigues. Une ulcération se produit à la langue et l'état constaté est le suivant :

Tuméfaction et empâtement siégeant à la partie inférieure de la jambe droite.

Ulcérations nombreuses, petites, à bords nets, arrondis, taillés à pic et conduisant à un fond ulcéré, grisâtre d'où s'écoule un liquide absolument séreux.

Malgré ces caractères et vu : 1° l'aspect général de la région malade ; 2° les bords décollés de l'ulcération ; 3° la durée de l'affection ; 4° les antécédents de la malade, on porte le diagnostic de gomme scrofuleuse.

Quelques jours après en pressant à la périphérie de l'ulcération, on fit tout à coup sourdre de dessous les bords un bourbillon purulent. La vue de ce bourbillon purulent fit un peu revenir sur le diagnostic et on essaya l'iodure de potassium.

Quinze jours après la malade était guérie.

## OBSERVATION XI

Service de M. le professeur **Fournier**.

*Gomme gangréneuse de la région prérotulienne (syphilis ignorée).*

La nommée D..., âgée de 30 ans, de profession journalière, entrée le 18 juin 1887, salle Henri IV, lit 39, se présente à la consultation avec une ulcération plus grande qu'une pièce de 2 francs siégeant à la région antérieure du tibia, à quatre travers de doigt de l'articulation du genou.

Le fond de l'ulcération est rempli par une eschare blafarde, La marche est difficile et pénible.

La malade nie tout antécédent spécifique. Elle n'accuse que des maux de tête fréquents.

Il y a deux ans, la femme a fait une chute sur le genou; il est toujours resté une grosseur qui ne devenait sensible qu'à la suite de fatigue.

Il y a un mois, cette grosseur s'est ouverte spontanément et a laissé écouler un liquide gris, d'abord clair, et qui est devenu purulent à la suite de l'application d'une pommade (?).

Aussitôt son entrée la femme prend des grands bains et fait des pansements à l'iodoforme.

Le 4 juin l'eschare est tombée et la plaie a tous les caractères d'une gomme ulcérée : fond jaunâtre, bords taillés à pic et rougeâtres.

*Traitement.* — 3 grammes d'iodure de potassium par jour.

Sous l'influence de ce traitement local et général l'ulcération diminue en étendue et en profondeur.

Bien que la guérison ne soit pas parfaite, la malade étant encore en traitement, l'évolution de la lésion montre bien qu'il s'agissait d'une gomme syphilitique.

# CONCLUSIONS

I. — La question du diagnostic différentiel des lésions scrofulo-tuberculeuses et des lésions syphilitiques, notamment en ce qui concerne les productions gommeuses a fait, dans ces derniers temps, un pas important.

II. — Les ressources que l'on possédait à ce sujet, en ce qui concerne la clinique (signes objectifs et thérapeutiques), se sont accrues et multipliées. Les caractères distinctifs ont non seulement été étudiés au grand complet, mais surtout ils ont été classés :

*Au point de vue clinique.* — Trois symptômes, entre autres, et ceux-là capitaux, aideront au diagnostic, qu'on les rencontre en tout ou partie de la lésion :

A savoir : orbicularité, état des bords, état du fond.

*Au point de vue thérapeutique.* — Le traitement approprié pourra donner des renseignements non seulement sur la nature spéciale d'une gomme déterminée, mais parfois même sur le terrain où elle évolue. On arrivera même à déceler de la sorte certains cas d'hybridité morbide.

III. — L'examen anatomique et bactériologique, jusqu'ici secondaire, peut souvent, et même en l'état actuel des choses, prendre le premier pas.

Il donnera : *des raisons de probabilité* (examen anatomique) ; encapsulement de la lésion, perméabilité des vaisseaux, abondance des cellules géantes.

*Des raisons de certitude* (examen bactériologique) ; tirées de la présence des bacilles et des effets de l'inoculation.

# INDEX BIBLIOGRAPHIQUE

**Ricord.** — *Traité complet des maladies vénériennes*, 1851.
**Lebert.** — *Traité prat. des maladies scrofuleuses*, 1849.
— *Etude sur les gommes syph.* (Bull. Soc. anat.), 1851.
**Wirchow.** — *Etude sur la syphilis constitutionnelle.* Paris, 1860.
**Bazin.** — *Leçons théo. et clin. sur la scrofule.* Paris, 1861.
**Hardy.** — *Leçons sur la scrofule et les scrofulides*, 1864.
**Van Ordt.** — Thèse, Paris, 1859.
**Rollet.** — *Mal. vénériennes*, 1865.
**Cornil.** — *Leçons sur la syphilis*, 1879.
**Cornil et Ranvier.** — *Manuel d'histologie pathologique.*
**Lancereaux.** — *Tr. hist. et prat. de la syphilis*, 1866.
**Desprez.** — *Tr. de la syphilis*, 1872.
**Fournier.** — *Leçons sur la syphilis tertiaire.*
— *Des gommes syph.* Gaz. hôp., 1879.
— *Syphilis héréditaire tardive.* Paris, 1886.
**Chambard.** — *Des gommes de la peau.*
**Grancher.** — *Art. Scrofule.* Dict. des sciences médicales.
**Brissaud et Josias.** — *Des gommes scrofuleuses et de leur nature tuberculeuse.* Rev. mens. méd. et chir., 1879.
**Brissaud.** — *Etude sur les tuberculoses locales.* Arch. gén. méd., 1880.
— *Gommes syp. et tuberc.* Soc. biol., 1881.
— *Art. scrofule.* Dic. méd. chir. pr.
**Mauriac.** — *Mémoire sur les affections syph. précoces du tissu cellulaire sous-cutané.* An. Derm., 1881.
**Guibout.** — *De la syph. chez les scrofuleux.* Gaz. hôp., 1881.
— *Etude comparative des manifestations cutanées de la syph., de la scrofule et de la dartre.* Un. méd., Paris, 1881.

**Von Rineker.** — *Ueber Scrofulose und Syphilis. Sitzunge, v.phar.* Med. Gegell. zu Wurtsbourg, 1881.

**Verneuil.** — *De l'influence de la diathèse tuberc., goutteuse ou autre sur la syphilis.* Congr. int., Londres, 1881.

**Vallat.** — *Ueber fibrinose oder hyaline Degeneration in Tuberkul und gummi.* Arch. fur Path. Anat., Berlin, 1882.

**Besnier.** — *Gommes scrofuleuses.* Dic. encycl. sciences médicales.

**Ramonat.** — *La syphilis chez les scrofuleux.* Thèse, Paris, 1883.

**Terrillon.** — *Gommes syph. et abcès froids.* Diag. diffé., Prog. méd., 1883.

**Basset.** — *Etude sur les gommes syph. sous-cutanées.* Thèse, Paris, 1884.

**Balzer.** — *Contribution à l'étude des gommes de la peau.* Rev méd., 1884.

**Guibout.** — *Caractères pathognom. des lésions de la scrofule.* Fran. méd., 1884.

**Pellizari.** — *De la présence des bacilles de la tuberc. dans les gom. scrof.* Trad. Ar. Siredey. An. Derm., 1884.

**Letulle.** — *Note sur quatre cas de gomme scrof. tuberc.* Gaz. heb. méd. chir., 1884.

**Granier.** — *De la complication de la tuberc. par la syph.* Bull. Societé thérapeutique, 1885.

**Lutsgarten.** — *Ueber Spezifische Bacillen in Syphilitischen krankheiten producten.* Wiener Medizin Wochens., n° 22.

**Neisser.** — *La syphilis bactérienne.* Path. de Ziemssen.

**Demme.** — Berliner Klin. Wochenschriff, 1883.

**Cornil et Babès.** — *Les bactéries*, 1886.

— Annales Acad. de médecine, 24 avril et 1er mai 1883.

**Weigert.** — Deutsche medizin., Wochenschriff, 1885.

**Alvarez et Tavel.** Arch. physiol., 30 sept. 1885.

**Baumgarten.** — Arch. fur patho. Anat. und phys., 1886.

**Ritzo.** — *Contribution à l'étude de la tuberculose cutanée et des ulcérations tuberculeuses*, Paris, 1887.

# TABLE DES MATIÈRES





IMPRIMERIE LEMALE ET C^ie, HAVRE

A LA MÊME LIBRAIRIE

HAHN, bibliothécaire en chef de la Faculté de médecine de Paris. — **Vocabulaire médical Allemand-Français**, contenant tous les mots techniques omis dans les dictionnaires allemands-français. Prix cartonné. . . . . . . . . . **6** francs

BONNET (STÉPHANE), ancien interne des hôpitaux. -- **De la cure radicale des hernies épigastriques.** Prix . . . . . . . . . . . . 3 fr.

BOUTTIER (EUGÈNE), ancien interne des hôpitaux. — **De la sclérodermie.** Prix . . . . . . . . . . . . . . . . . . . . . . . . . . . . 5 fr.

BRAINE (P.-L.), ancien interne des hôpitaux. — **Traitement chirurgical du kyste hydatique du foie (laparotomie, hépatotomie).** Prix . . . . . . . . . . . . . . . . . . . . . . . . . . . . 4 fr.

FLORAND (A.), ancien interne des hôpitaux. — **Contribution à l'étude de la sclérose latérale amyotrophique. (Maladie de Charcot.)** Prix . . . . . . . . . . . . . . . . . . . . . . . . . . . . 4 fr.

GILLY (V.), ancien interne des hôpitaux. — **Etude sur la Lymphadénie intestinale.** Prix . . . . . . . . . . . . . . . . . . . . . . . 5 fr.

GODET (C.-E.), ancien interne des hôpitaux. — **Résultats de l'intervention chirurgicale dans quelques carcinomes (larynx, tube digestion, utérus).** Prix. . . . . . . . . . . . . . . . . . . . . . 4 fr.

LANCRY (G.), ancien interne des hôpitaux. — **De la contagion de la diphthérie et de la prophylaxie des maladies contagieuses dans les hôpitaux d'enfants de Paris.** Prix. . . . . . . . . . . . . . 5 fr.

LIEBERMEISTER. — **Leçons de pathologie interne et de thérapeutique** (Maladies infectieuses), traduction par le docteur GUIRAUD, ancien interne des hôpitaux. Prix. . . . . . . . . . . . . . . . . . . . 10 fr.

MARFAN, ancien interne des hôpitaux. — **Troubles et lésions gastriques dans la phthisie pulmonaire.** 8 chromolithographies. Prix. . . . 7 fr.

MENETRIER, ancien interne des hôpitaux. — **Grippe et pneumonie en 1886.** — Nombreux tracés de température. Prix. . . . . . . . . 5 fr.

SAINT-GERMAIN (DE), chirurgien de l'Hôpital des Enfants-Malades, et VALUDE, chef de la clinique ophthalmologique de la Faculté. — **Traité pratique des maladies des yeux chez les enfants.** Préface par le professeur PANAS. — 615 pages et 116 figures, avec un formulaire thérapeutique. Prix, cartonné . . . . . . . . . . . . . . . . . . . . . . . . 8 fr. 50

SAINT-GERMAIN (DE) et VALUDE. — **Vade-mecum de l'ophthalmologiste,** in-8 de 80 pages. Prix. . . . . . . . . . . . . . . . . . 1 fr. 50

---

IMPRIMERIE LEMALE ET C^{ie}, HAVRE

www.ingramcontent.com/pod-product-compliance
Lightning Source LLC
LaVergne TN
LVHW021521140926
848035LV00047B/1147
* 9 7 8 2 0 1 9 6 4 7 1 6 2 *